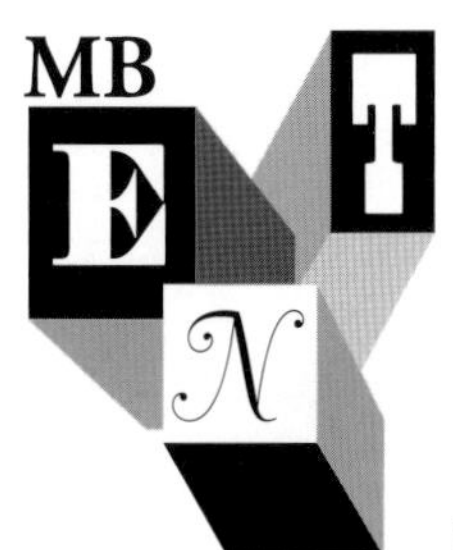

編集企画にあたって……

近年の画像検査の進歩にともない，今や病態生理の把握，手術のプランニングなどにおいて画像検査は不可欠なものとなりました．画像検査がほぼルーティンとなっているがゆえに，患者が来たらとりあえずの画像検査を安易に行ってしまい，医療費や時間・労力などの患者負担に見合った情報や成果が得られない危険性があります．特に他科や専門ではない施設からあまり有用ではない画像とともに患者が紹介されてくることも珍しくはなく，そのような場合には改めて必要な条件で画像を撮りなおすことになります．とは言うものの，ベテランといわれる先生方であっても，ご自身が専門とされる分野を一歩ずれた疾患に関しては画像検査オーダーを適切に指示し，最短距離で診断にたどりつくことができるかは怪しいものです．そこで本稿では個々の疾患名に対応した画像所見の解説ではなく，主として症候別に得られるであろう画像所見を示す形式をとりました．本企画は，自戒をこめて専門家としてしっかりとした目的のある画像検査のオーダーをし，他科・他施設で撮像された画像から有用な情報を読み取り，足りない情報が何であるか判断できるようになることを意図したもので，各分野のエキスパートの施設・先生方に原稿を依頼させていただきました．編集の段階ですべての原稿をざっと拝見しましたが，皆様のおかげですばらしい内容にまとまったと思います．若い先生方には本稿を読んで日常診療にお役立てていただき，ベテランの先生方も特にご自身の専門外の項に目を通していただき，今一度画像に関する知識を頭の中で整理していただきたいと思います．

2022 年 9 月

折田頼尚

KEY WORDS INDEX

和 文

欧 文

WRITERS FILE ライターズファイル（50音順）

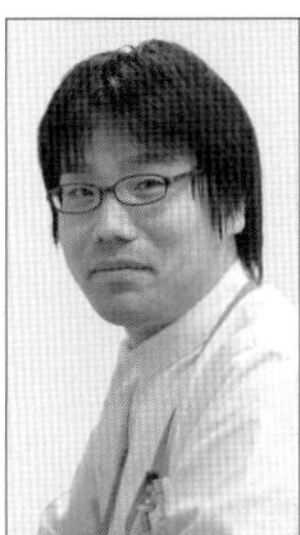

綾仁　悠介
（あやに　ゆうすけ）

2011年　大阪医科大学卒業
2013年　同大学耳鼻咽喉科入局
2015年　大阪府済生会中津病院耳鼻咽喉科・頭頸部外科
2016年　市立ひらかた病院耳鼻咽喉科
　　　　大阪医科大学大学院修了
2017年　同大学耳鼻咽喉科・頭頸部外科，助教（准）
2018年　同，助教
2022年　大阪医科薬科大学耳鼻咽喉科・頭頸部外科，講師（准）

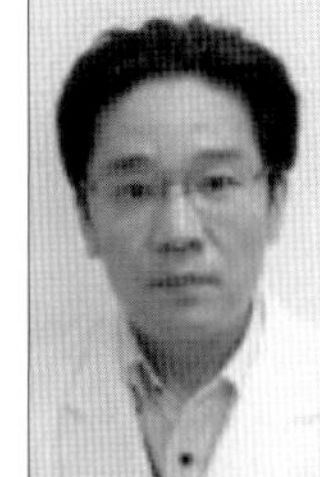

前田　幸英
（まえだ　ゆきひで）

1993年　北海道大学卒業
2000年　岡山大学大学院医学研究科修了（神経解剖学）
　　　　同大学病院耳鼻咽喉科
2002年　米国アイオワ大学，博士研究員（分子遺伝学）
2005年　岡山大学病院耳鼻咽喉科
2007年　同，助手・助教
2017年　同，講師

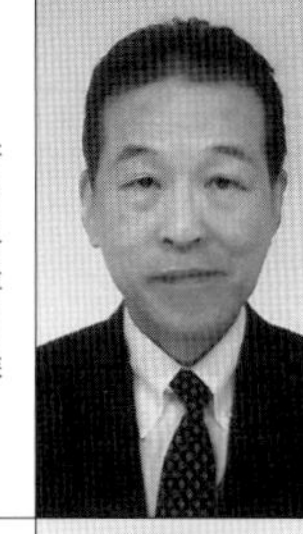

家根　旦有
（やね　かつなり）

1983年　奈良県立医科大学卒業
　　　　同大学耳鼻咽喉科入局
1985年　八尾市立病院耳鼻咽喉科
1987年　榛原町立病院耳鼻咽喉科
1989年　奈良県立医科大学耳鼻咽喉科，助手
1996年　同，講師
2000年　同，助教授
2009年　近畿大学奈良病院耳鼻咽喉科，教授
2018年　同病院，副院長

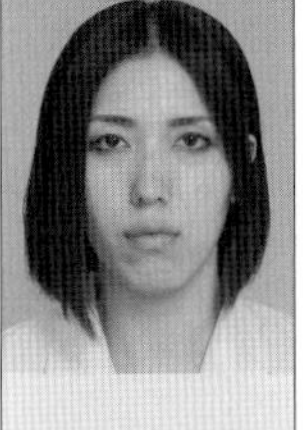

岡　　愛子
（おか　あいこ）

2010年　岡山大学卒業
　　　　倉敷中央病院，初期研修医
2012年　同病院耳鼻咽喉科・頭頸部外科，後期研修医
2015年　香川労災病院耳鼻咽喉科・頭頸部外科
2017年　四国がんセンター頭頸科・甲状腺腫瘍科
2019年　国際医療福祉大学三田病院耳鼻咽喉科，助教
2021年　同大学成田病院耳鼻咽喉科・頭頸部外科，助教

宮丸　悟
（みやまる　さとる）

2003年　大分大学卒業
　　　　熊本大学耳鼻咽喉科・頭頸部外科入局
2009年　同大学大学院修了
　　　　同大学耳鼻咽喉科・頭頸部外科，助教
2011年　熊本市民病院耳鼻咽喉科
2014年　熊本大学耳鼻咽喉科・頭頸部外科，助教
2019年　同，講師

山田　悠祐
（やまだ　ゆうすけ）

2012年　宮崎大学卒業
2014年　同大学耳鼻咽喉科入局
2016年　県立延岡病院耳鼻咽喉科，副医長
2017年　県立宮崎病院耳鼻咽喉科，副医長
2018年　宮崎大学耳鼻咽喉科，助教
2022年　国際医療福祉大学病院，病院助教

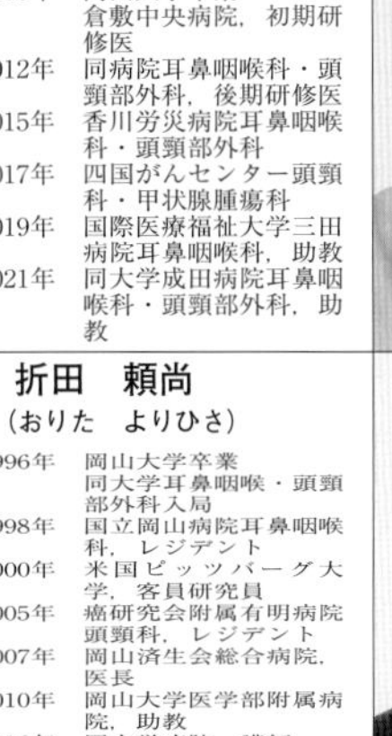

折田　頼尚
（おりた　よりひさ）

1996年　岡山大学卒業
　　　　同大学耳鼻咽喉・頭頸部外科入局
1998年　国立岡山病院耳鼻咽喉科，レジデント
2000年　米国ピッツバーグ大学，客員研究員
2005年　癌研究会附属有明病院頭頸科，レジデント
2007年　岡山済生会総合病院，医長
2010年　岡山大学医学部附属病院，助教
2016年　同大学病院，講師
2017年　熊本大学大学院生命科学研究部耳鼻咽喉・頭頸部外科学分野，教授

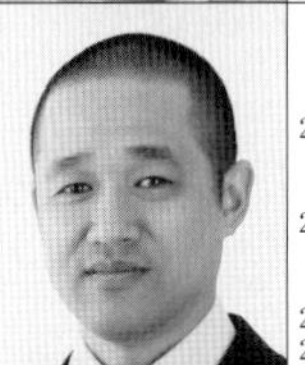

宮本　俊輔
（みやもと　しゅんすけ）

2000年　北海道大学卒業
　　　　北里大学耳鼻咽喉科入局
2002年　北里研究所メディカルセンター病院耳鼻咽喉科
2003年　北里大学耳鼻咽喉科
2006年　同，助教
2009～11年　米国ペンシルベニア大学留学
2014年　北里大学耳鼻咽喉科・頭頸部外科，講師
2019年　同，診療准教授

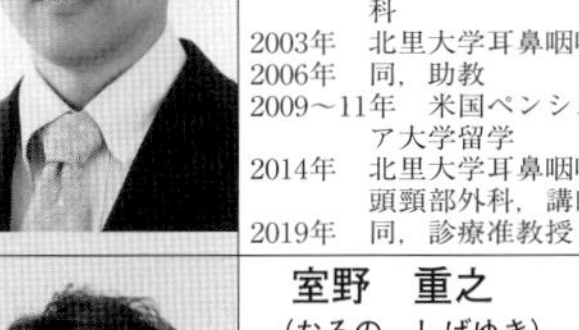

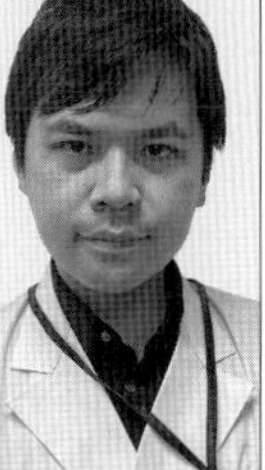

勇内山　大介
（ゆうないやま　だいすけ）

2009年　東京医科大学卒業
　　　　同大学病院，初期研修医
2011年　同大学病院放射線科入局
2015年　同大学病院放射線科，助教
2016年　University of Utah Medical Center, Department of Radiology and Imaging Science, Visiting Scholar
2017年　東京医科大学病院放射線科，助教
2019年　同大学八王子医療センター，助教
2022年　同大学病院放射線科，助教
2022年８月　同，講師

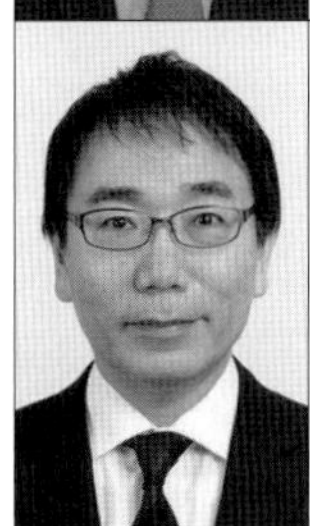

中丸　裕爾
（なかまる　ゆうじ）

1990年　北海道大学卒業
1997年　同大学大学院医学研究科外科系専攻博士課程修了
2002年　同大学医学部附属病院，助手
2004～05年　英国imperial collage national heart and lung institute に留学
2007年　北海道大学病院，講師
2018年　同大学大学院医学研究院，准教授

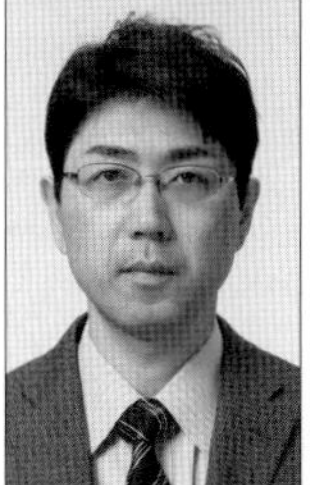

室野　重之
（むろの　しげゆき）

1992年　金沢大学卒業
　　　　同大学耳鼻咽喉科入局
1996年　同大学大学院修了
　　　　公立宇出津総合病院耳鼻咽喉科
1998～2000年　米国ノースカロライナ大学留学
2001年　福井県済生会病院耳鼻咽喉科
2002年　金沢大学耳鼻咽喉科・頭頸部外科，助手
2009年　同，講師
2014年　同，准教授
2016年　福島県立医科大学耳鼻咽喉科学講座，教授

CONTENTS

どうみる！頭頸部画像
—読影のポイントと pitfall—

編集企画／折田頼尚
熊本大学教授

Monthly Book ENTONI　No. 277/2022. 11　目次
編集主幹／曾根三千彦　香取幸夫

【ENTONI® (エントーニ)】
ENTONIとは「ENT」(英語のear, nose and throat：耳鼻咽喉科) にイタリア語の接尾辞 ONE の複数形を表す ONI をつけ，耳鼻咽喉科領域を専門とする人々を示す造語．

MB ENT, 277：1-9, 2022

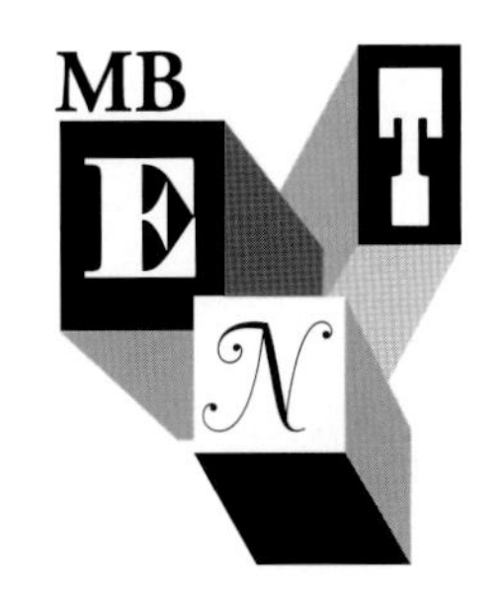

◆特集・どうみる！頭頸部画像―読影のポイントとpitfall―

急性難聴・めまいを起こした症例の画像をどうみる！

前田幸英*

Abstract 耳鼻咽喉・頭頸部外科領域において急性難聴・めまいを呈し，画像検査で診断がつく症例について述べる．後頭蓋窩（椎骨脳底動脈系）の脳梗塞，内耳道内の腫瘤，メニエール病，真珠腫，前庭水管拡大症について，自験例の病歴・画像を示して解説する．後頭蓋窩の脳梗塞の急性期ではMRI拡散強調画像で病変が検出される．内耳道内の腫瘤（前庭神経鞘腫・蝸牛神経鞘腫・顔面神経鞘腫）ではMRI CISS（constructive interference in steady state）画像での早期診断が可能である．メニエール病ではMRI HYDROPS画像で内リンパ水腫が検出できる．真珠腫では，側頭骨ターゲットCTでの骨組織の破壊・融解の検討と，MRI拡散強調画像での質的診断を組み合わせる．また，内耳の奇形は側頭骨ターゲットCTで診断することが多いが，前庭水管拡大症は典型的な内耳奇形である．急性難聴・めまいの診療では病歴・身体所見・聴力検査などの所見と，これらの画像診断により適切な診断が可能である．

Key words 急性感音難聴（acute sensorineural hearing loss），めまい発作（vertigo attack），蝸牛（cochlea），前庭（vestibule），MR診断（MR studies），CT診断（CT studies）

耳鼻咽喉・頭頸部外科領域において，急性難聴・めまいを起こした症例では，まず病歴・鼓膜所見・聴力検査結果・眼振所見・体平衡所見などを総合して鑑別疾患を考えるが，画像所見が確定診断の決め手になることも多い．本稿では，急性難聴・めまいを起こし得る各鑑別疾患について，岡山大学病院耳鼻咽喉・頭頸部外科で経験した患者を例として，病歴・画像を提示し解説を加える．

内耳性急性感音難聴・めまいと脳卒中の鑑別

1．症例：63歳，男性

急性の回転性めまい・ふらつきを発症し，2日後に耳鼻咽喉科診療所を受診し，左の軽度難聴を指摘された．その際，CCDカメラ下に右向き自発眼振を認めた．脳神経内科も受診したが，初期のMRI・MRA（MR Angiography）では問題なかった．その後，数日間のうちに，左感音難聴・めまいの悪化を認めたため，発症7日目に岡山大学病院へ紹介された．紹介時には，中等度～高度左感音難聴・CCDカメラ下に増強する右向き眼振・体幹の失調（ふらつき）を認め，病歴上糖尿病・高血圧・高脂血症で内服薬を服用していた．発症7日目の緊急MRI（MRI拡散強調画像）では，左小脳（前下小脳動脈領域）に新鮮梗塞巣を認めた（図1）．また，MRAでは左前下小脳動脈の血流途絶を認めた．その後，脳神経内科へ入院して治療を受け，画像上の血流や聴力・平衡機能も回復した（図2）．

2．解　説

図1ではMRI拡散強調画像で左小脳半球に新鮮梗塞巣を認める．ADCマップは，新鮮梗塞巣が低信号に映る条件であり，両画像から前下小脳動脈領域の脳梗塞と診断される．図2（MRA）の矢印は左右の前下小脳動脈であるが，発症7日後には左の前下小脳動脈の血流が途絶していることが確認できる．前下小脳動脈は，内耳を灌流する動脈で

* Maeda Yukihide，〒700-8558 岡山県岡山市北区鹿田町2-5-1　岡山大学病院耳鼻咽喉・頭頸部外科，講師

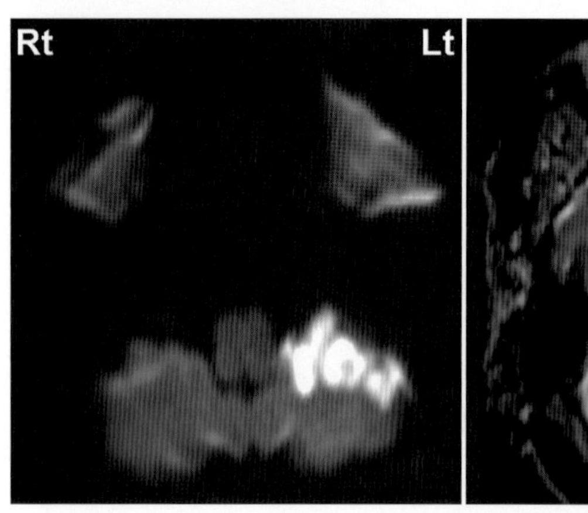

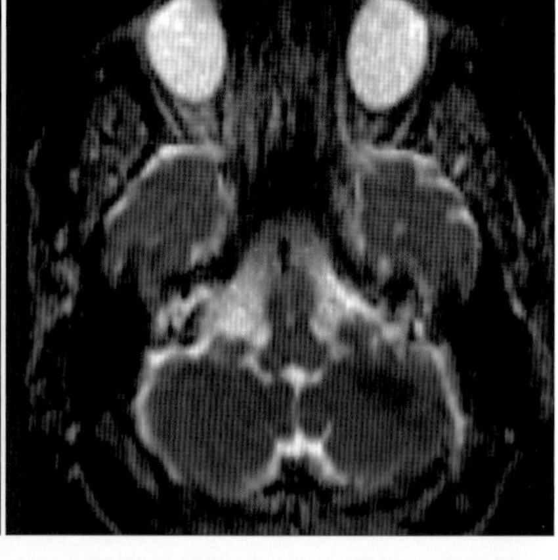

a|b

図 1.
MRI 画像
a：拡散強調画像
b：ADC マップ
(Maeda, et al：Otol Neurotol 38(2)：e3-e4, 2017. より改変)

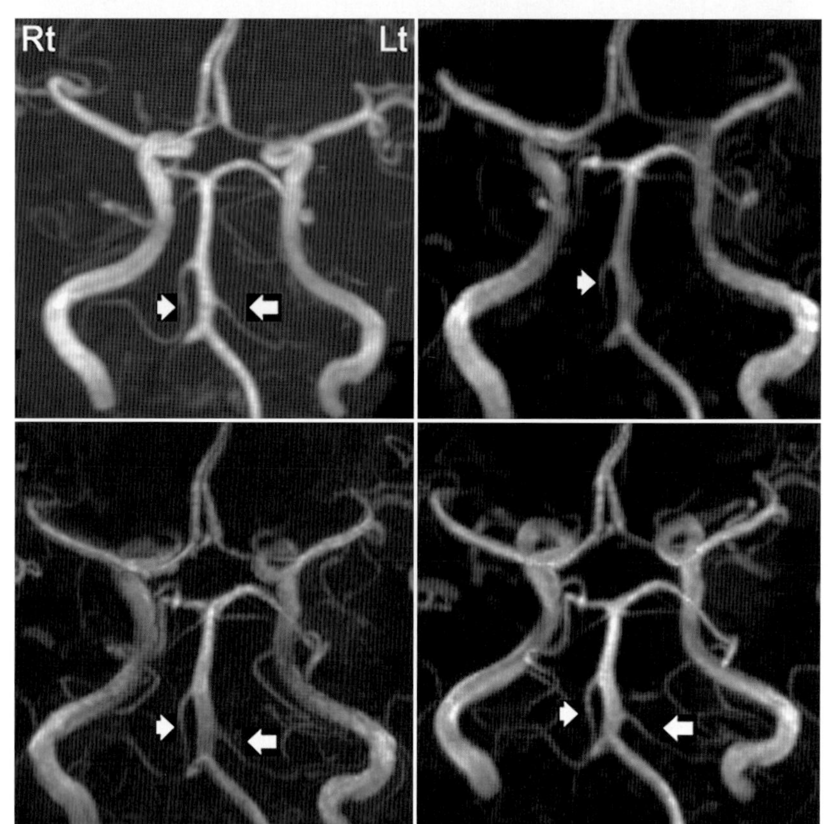

a|b
c|d

図 2.
MRA 画像
a：発症 2 日後
b：7 日後
c：9 日後
d：14 日後
(Maeda, et al：Otol Neurotol 38(2)：e3-e4, 2017. より改変)

あるため，その梗塞は脳卒中で急性感音難聴やめまい・眼振を呈する典型例である[1]．また，後下小脳動脈や上小脳動脈の脳梗塞も，内耳性の難聴・めまい発作に類似した症状を呈することで知られる．

急性感音難聴・めまいでは，脳卒中との鑑別が重要であるが，耳鼻咽喉科を受診する患者の脳梗塞では次のような特徴がある．その多くは椎骨脳底動脈系の梗塞であるので，小脳失調(ふらつき)を強く発症する．また，小脳梗塞では，失調(および難聴・めまい発作)以外に明らかな神経兆候を認めないことがある．聴覚・平衡覚に携わる第Ⅷ脳神経の症状と関連して発症するので，下位脳神経：第Ⅸ脳神経(舌咽神経)，第Ⅹ脳神経(迷走神経)，第Ⅺ脳神経(副神経)，第Ⅻ脳神経(舌下神経)の症状，つまり構音障害やカーテン兆候，反回神経麻痺などを伴うことが多く経験される．

また，突発性難聴は通常その定義上も発症 3 日

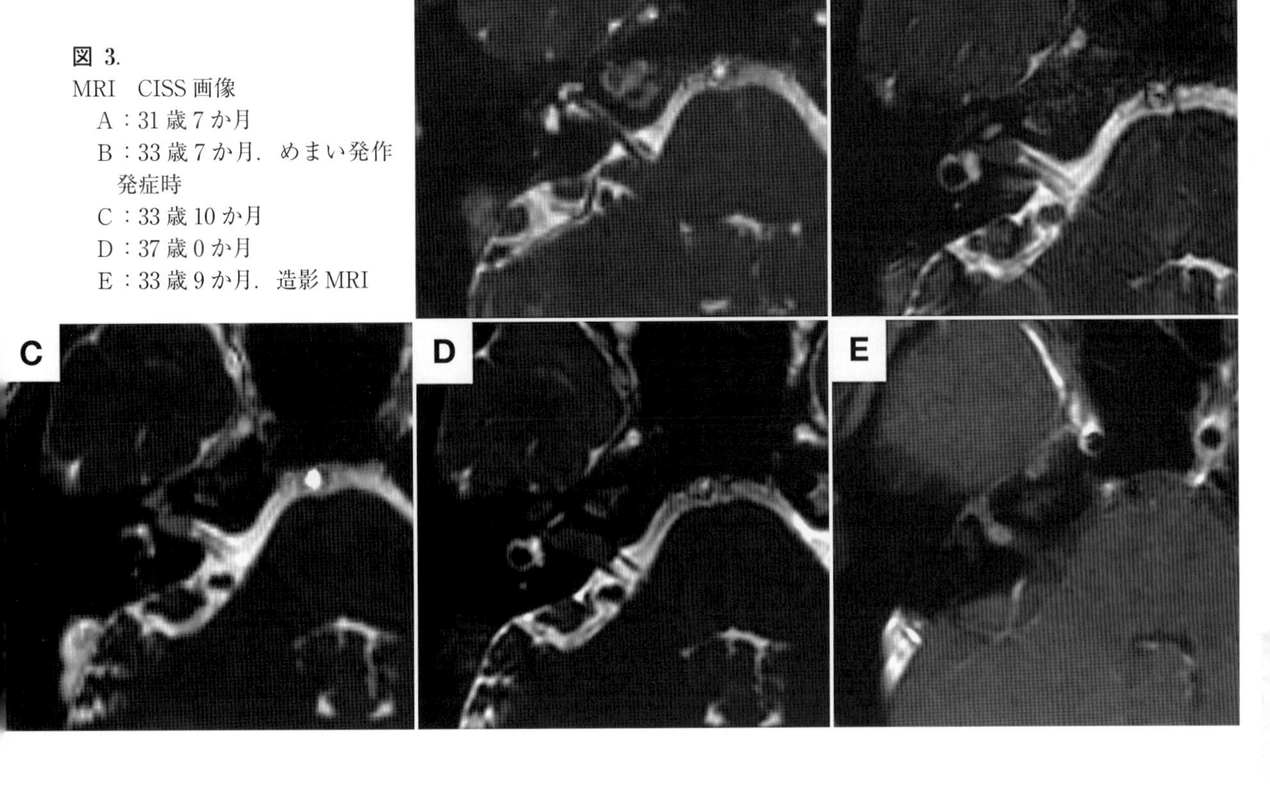

図 3.
MRI　CISS 画像
A：31 歳 7 か月
B：33 歳 7 か月．めまい発作発症時
C：33 歳 10 か月
D：37 歳 0 か月
E：33 歳 9 か月．造影 MRI

以内・多くは当日に症状が完成するが，脳梗塞などでは 3 日以上かけて，症状が変動し，悪化することがある．

医療環境によっては，急性感音難聴・めまいの全症例に緊急 MRI を撮像することはできないことも多い．前述のような臨床所見に加えて，糖尿病・高血圧・高脂血症の動脈硬化リスクがあり，中高齢者の症例では特に緊急 MRI が推奨される．さらに，近年救急の場では両眼の位置の偏倚(skew deviation)，Head Impulse Test での正常所見，注視方向性眼振(nystagmus)の 3 所見(HINTS)をもって，前庭性のめまいと脳卒中を鑑別することも行われる[2]．

また，脳梗塞発症後に，病巣が MRI で検出されるまでには時間差がある．めまい発作の発症当日には MRI T2 強調画像では梗塞巣は検出されず，早期診断のためには拡散強調画像を撮像する．拡散強調画像でも，たとえば発症 3 時間以内では梗塞巣が検出されないことがある．特に，後頭蓋窩の小梗塞(直径 1 cm 以下)では拡散強調画像でも検出率は半数程度である．したがって，入院患者などで上記の臨床症状を呈する場合には，初回の検査から 48～72 時間経過した時点で MRI の反復・再検査を行うことが推奨される[3]．

難聴・めまい・顔面神経麻痺を呈する内耳道内腫瘍（前庭神経鞘腫・蝸牛神経鞘腫・顔面神経鞘腫）の診断

1．症例 1：発症時 29 歳，女性

29 歳時に急性の右顔面神経麻痺を発症した．味覚障害を自覚し，2 日以内に右側の額，目の周り，鼻の周り，口の周りの高度麻痺(柳原法0/40点)を発症した．難聴・めまいはなかった．ステロイド点滴による治療を受け，当初はベル麻痺と診断されていたが，改善にとぼしく，発症後 2 か月経過した時点で，40 点法 12 点の状態であった．その後 2 年以上の経過で，徐々に麻痺は改善し，40 点法 30 点まで回復した．

31 歳 7 か月時に右顔面神経麻痺が再び急性増悪した．この際，頭部 MRI CISS(constructive inter-

ference in steady state)画像では，内耳道に病変は検出しなかった(図3-A)．また，帯状疱疹ウイルス・単純ヘルペスウイルスのIgM抗体価の上昇もなかった．この際には40点法8点まで顔面麻痺が増悪し，その後，約2年かけて18点まで回復した．

33歳7か月時には，急性回転性めまい発作を起こし救急搬送された．発作時にはFrenzel眼鏡下に左向き水平回旋混合性眼振を認めたが急性感音難聴はなかった．

この際，撮像したMRI CISS画像で，初めて右内耳道内に腫瘤陰影を認めた(図3-B)．カロリックテストでは右20℃刺激でほとんど反応はなかった．また，聴性脳幹反応の反応潜時は正常であった．その後2週間以上入院したのちに退院し，外来で経過をみている．

その後8年以上にわたり，当科および脳外科外来で定期的なMRI検査を行いながら経過観察しており，徐々に右内耳道腫瘤は増大している．2022年現在では，腫瘤は内耳道から脳幹を圧迫し始める大きさになっている．しかしながら，顔面神経鞘腫と考えられる当症例では，手術などにより顔面が完全に麻痺する可能性があり，患者本人はいまだ治療介入に躊躇する状態である．顔面神経麻痺の程度に変化はなく，CCDカメラ下では軽度の左向き水平回旋混合性眼振が持続している．難聴は出ていない．いまだ40歳台前半であることからも，今後の治療方針策定が重要である．

2．症例1の解説

当症例は10年以上にわたる経過で，顔面神経麻痺，前庭性めまいの患者をフォローした症例である．頭部MRI CISS画像で右内耳道内に小腫瘤(顔面神経鞘腫)が発生し，次第に増大する様子が明確に観察できる．図3-Aで顔面神経麻痺を発症して2年以内の時期には，内耳道内に陰影は検出していないが，その後めまい発作を起こした時点(図3-B)では右内耳道内に小腫瘤を認める．また，その後5年以内に，徐々に腫瘤が増大する様子が明らかである(図3-B～D)．

図3-BをはじめとするMRI CISSは造影剤を用いず行うことのできる単純MRIの撮像条件である．一方，図3-EはBとほぼ同時期の造影MRI所見である．両者を比較すると，CISSによる内耳道腫瘤の検出感度は造影MRIに匹敵することがわかる[4]．文献によっては造影剤を使用したほうが，腫瘤の嚢胞様変化などの構造が明確になるとするものもあるが[5]，筆者は，CISS画像により事前の腎機能・喘息のチェックをせずに感音難聴・めまい・顔面神経麻痺の患者で内耳道をスクリーニングできるメリットは大きいと感じている．

3．症例2：37歳，男性

36歳頃から右耳鳴りを自覚していたが，37歳時に右急性感音難聴・めまいを発症し耳鼻咽喉科を受診して，頭部MRI CISS画像で，右内耳道の腫瘤を指摘された(図4)．岡山大学病院耳鼻咽喉・頭頸部外科および脳外科でフォローされていたが，診断後1年以内に耳鳴りやふらつきの悪化があり，検査上も聴力(図4-c，d)や体平衡障害(重心動揺計)の悪化を認めた．また，MRI CISS画像でも右内耳道腫瘤の増大を認めた(図4-a，b)．

4．症例2の解説

当症例は耳鳴り・軽度難聴を契機に耳鼻咽喉科を受診し，脳MRI CISS画像で内耳道腫瘤を認めた症例である．症例1では，脳MRI CISS画像により，内耳道腫瘤を診断できることを解説した．近年では症例2のように耳鳴りや軽度感音難聴を契機に耳鼻咽喉科を受診し，MRIにより早期に内耳道腫瘤が発見されることが多くなった．内耳道腫瘤(前庭神経鞘腫・蝸牛神経鞘腫・顔面神経鞘腫)の中でも，頻度がもっとも高いのは前庭神経鞘腫とされる．当症例でも，難聴に加えてめまい・ふらつきの症状があった．図4に示されるように当症例では比較的腫瘤の増大がはやく，臨床症状(難聴・めまいの自覚・重心動揺)にも悪化を認めた．比較的若年者であることからも，この患者は頭蓋底腫瘍の手術を専門とする脳外科医による手術治療を選択した．

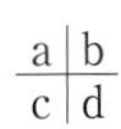

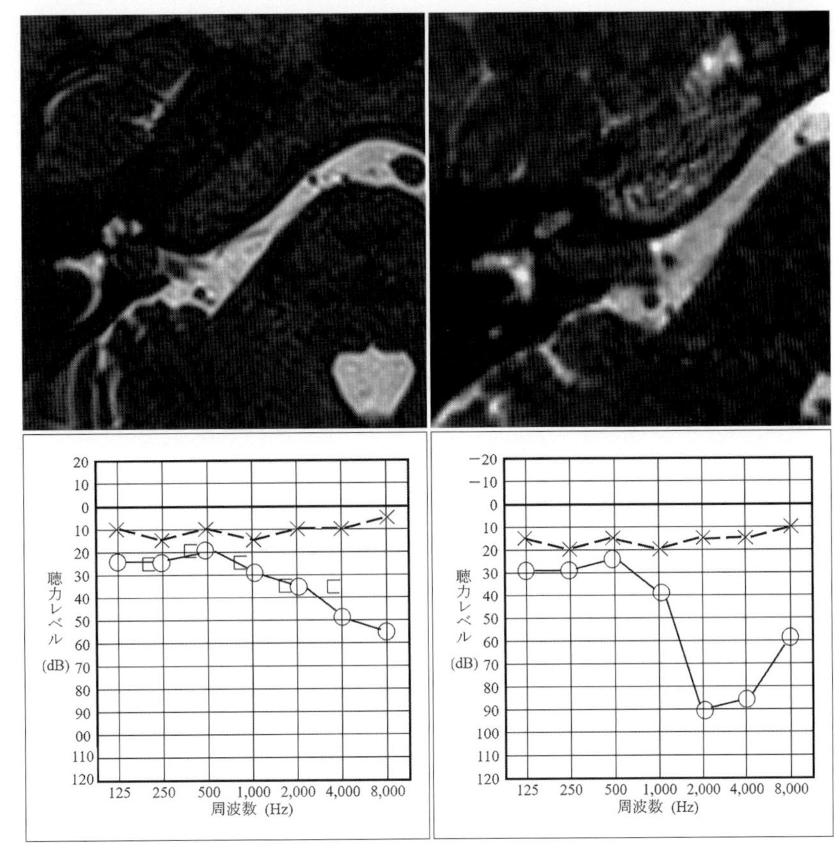

図 4.
MRIおよび聴力像
a：37歳0か月
b：37歳11か月
c：37歳2か月
d：37歳8か月

メニエール病(内リンパ水腫)の診断

1．症例：72歳，男性

当院を受診する5年前に右急性感音難聴を発症．その3年後に左急性感音難聴も発症した．その後，月に1～2回程度，1時間程度続く回転性めまい発作を反復するようになった．持続的なふらつきも経験するようになり，症状が悪化したため，近医耳鼻咽喉科診療所を経て，岡山大学病院を受診した．

当院受診時には問診票(Dizziness Handicap Inventory質問用紙)で36点と，中等度のめまい関連自覚症状を認めた．聴力検査では右は平均60 dB HL，左は40 dB HL程度の感音難聴を認め，CCDカメラ下で左向き眼振を認めた．カロリックテストは右4℃刺激で反応なく，左4℃刺激でもほぼ反応がなかった．一方，video Head Impulse Testでの反応は両側ともごく軽度の低下ないし，ほぼ正常であった．臨床症状からメニエール病を疑い，内リンパ水腫造影MRIを行ったところ，右蝸牛・前庭に内リンパ水腫の所見を認め，メニエール病確定診断例と診断した(図5)．ストレス軽減，水分補給，有酸素運動といった生活指導や五苓散やイソバイド内服処方を行った．しかしながら，月に2～3度のめまい発作が続くため，現在は中耳加圧治療を試みている．

2．解　説

2017年にめまい平衡医学会が発表したメニエール病の新診断基準でも，従来どおりめまい発作の反復・変動性の感音難聴といった典型的病歴と平衡機能検査および中枢性疾患の除外をもって，メニエール病確実例と診断できる．さらに，聴覚症状のある耳に造影MRIで内リンパ水腫を認めれば，メニエール病確定診断例と診断される．当症例では耳鼻咽喉科外来での病歴聴取や検査からメニエール病確実例と診断した．当症例でみられたように，メニエール病ではカロリックテストで前庭機能低下が示されるにもかかわらず，video Head Impulse Testでは正常であることも多いとされる[6)]．そこで，さらに内リンパ水腫造

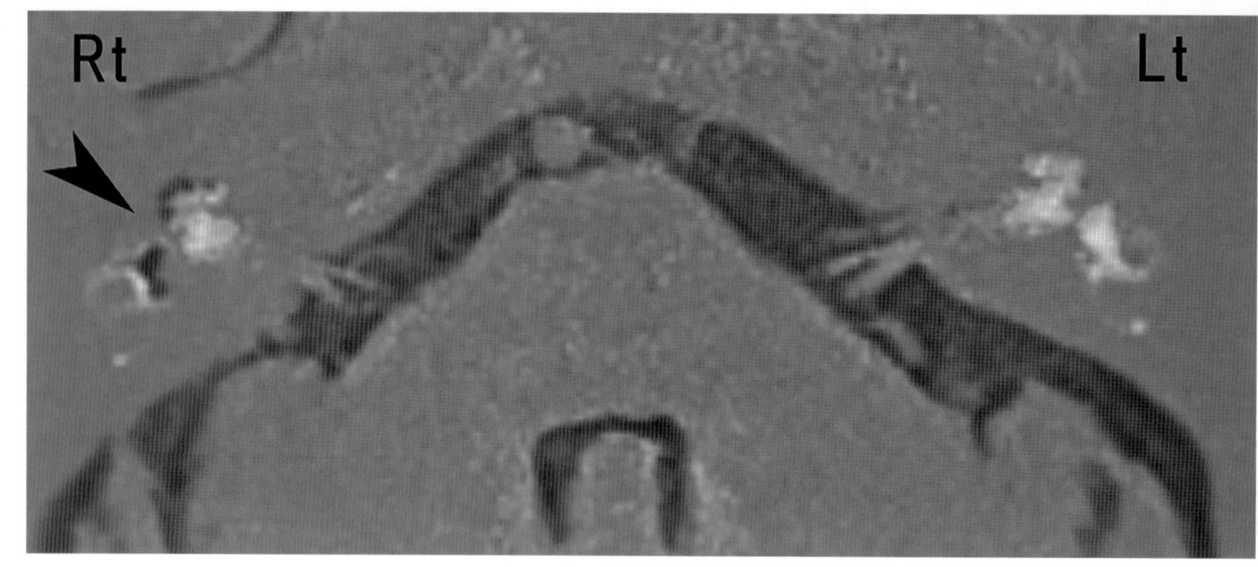

図 5．内リンパ水腫造影 MRI

影 MRI を行い確定診断とした．

内リンパ水腫造影MRIでは，造影剤を静脈注射し，4 時間経過後に画像条件を設定した 3T MRI（HYDROPS 画像）を行うことにより，蝸牛・前庭の内リンパ腔の拡大を検出する[7]．図 5 の矢印で示すように，造影剤は外リンパ腔に移行するが，内リンパ腔には入らないために，前庭・蝸牛の内リンパ水腫があれば，黒く低信号域として描出される．当症例では難聴は右側により高度である．一般に難聴が高度である耳では，造影MRIでの水腫検出率が高いとされる．図 5 でも右側の蝸牛・前庭には黒く描出される内リンパ水腫を認めるが，左側にはそのような所見はない．

筆者の経験では，この検査で内リンパ水腫を確定することには次のようなメリットがある．たとえば，メニエール病診療ガイドラインに示されているように，近年では内リンパ水腫の治療に関する知識が増大している．従来からいわれているストレスコントロール・生活指導についても，動物実験では抗利尿ホルモンの注射が原因となって内リンパ水腫や前庭症状が引き起こされるという因果関係が示されている[8]．また，生活指導・内服薬や中耳加圧療法が無効な場合は，内リンパ嚢開放術が検討されることもあるが，患者の病態が内リンパ水腫であると証明されていれば，より説得力があることはいうまでもない．つまり，メニエール病に関しては，病態に即した治療が可能になってきている．次に，難聴・めまいでフォローしている患者が，発作性めまいを呈して救急受診することも多く経験されるが，このような場合に病態が内リンパ水腫であるとあらかじめ証明されていれば，脳卒中などとの鑑別に迷うことも少ない．さらに，病態が証明されていれば予後の推測にも役立つ．たとえば，（対側型）遅発性内リンパ水腫でも同様の検査が可能であるが，良聴耳にも内リンパ水腫があれば，将来良聴耳の難聴も進行することが予想され，慎重なフォローが必要であると判断できる．

真珠腫の診断

1．症例：27 歳，男性

26 歳頃から左耳漏があり，近医耳鼻咽喉科で耳処置を受けていた．27 歳時に急に左耳漏，耳痛が悪化し，地元市民病院の耳鼻咽喉科へ入院．抗菌薬の点滴を受けたが約10日後にはめまい・左難聴の悪化・耳漏の増悪をきたし，岡山大学病院へ紹介された．当科初診時には，左耳内には肉芽・デブリ・血性耳漏が充満し，左高度混合性難聴を呈していた．めまいの自覚があり，右向き眼振を認めた．側頭骨ターゲット CT では左鼓室内に陰影が充満し，外側半規管瘻孔を認めた（図 6-a，矢印）．MRI 拡散強調画像でも病変部は高信号で，

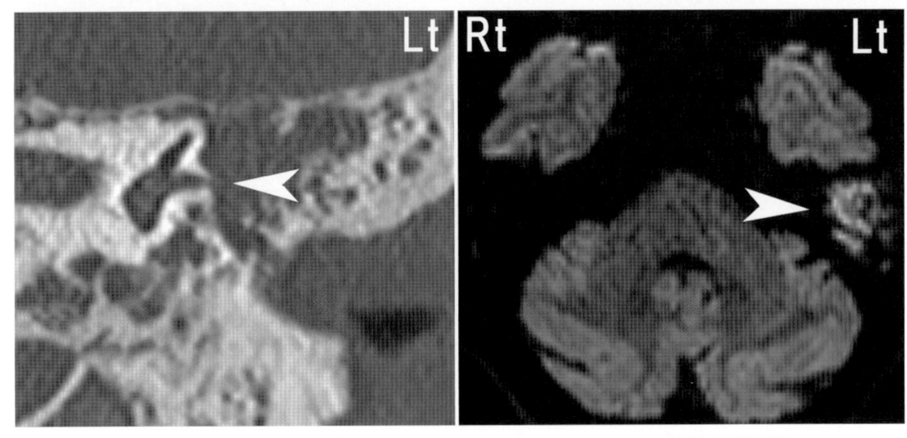

a．側頭骨 CT(冠状断)　　b．MRI 拡散強調画像

図 6．

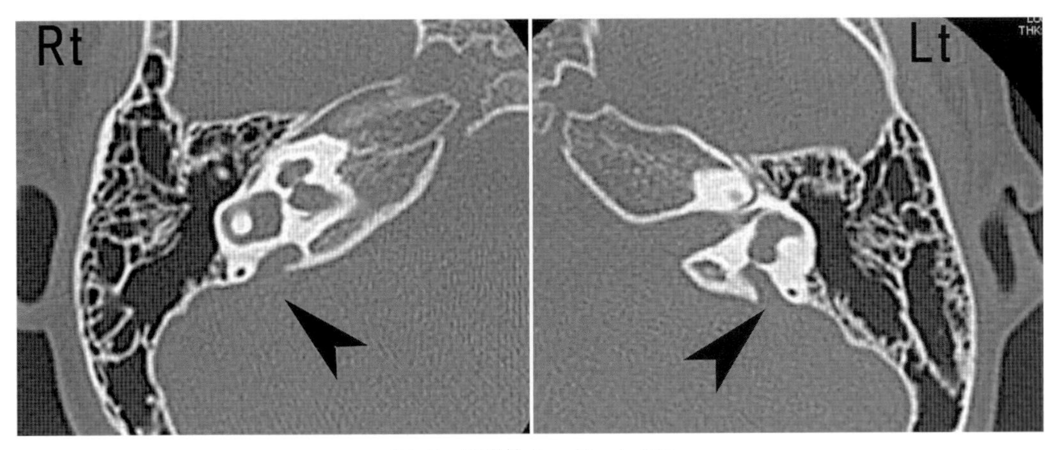

図 7． 側頭骨ターゲット CT

真珠腫に合致する所見であった(図 6-b)．即日入院し，翌日に緊急手術(鼓室形成術・乳突削開術)を行い，急性炎症は消退した．半年後に病変の詳細を確認し伝音再建を検討するため再手術を行ったが，左聴力は聾のままである．また，急性めまい症状の約 1 年後のカロリックテストでは左 4℃刺激で反応がなかった．

2．解　説

当症例は真珠腫の高度な進展により，めまいを呈した症例である．図 6-a の外側半規管瘻孔のように，側頭骨ターゲット CT では骨組織の破壊・融解が高解像度で観察できる．しかし，CT ではその画像濃度から真珠腫と，真珠腫以外の軟部組織陰影や滲出液を区別することは難しい．図 6-b に示すように，MRI 拡散強調画像では真珠腫は高信号となり，質的評価がある程度可能である．RESOLVE(readout segmentation of long variable echo-trains)-DWI プロトコールでは比較的解像度の向上した拡散強調画像も得られる．ただし，MRI 拡散強調画像での高信号は，コレステリン肉芽腫・膿瘍・扁平上皮癌などでも認め得る．また，MRI 拡散強調画像での高信号が認められなくとも，真珠腫の否定はできない[9]．

前庭水管拡大症(内耳奇形)の診断

1．症例：20 歳，男性

生下時の新生児聴覚スクリーニングでは難聴を指摘されなかった．3 歳頃から母親には聞き返しが多いことに気づかれており，4 歳 7 か月時には急速に音に対する反応が悪くなり，4 歳 11 か月から右耳に補聴器装用を始めた．この頃より岡山県の難聴児通園施設および岡山大学病院を受診するようになり，検査では側頭骨ターゲット CT で両側の前庭水管拡大症を指摘された(図7)．5歳4か月時には急性回転性めまいを経験し，6歳4か月時のカロリックテストでは右4℃刺激での反応低下を認めた．その後もめまい発症と感音難聴の急性増悪を経験するようになり，悪化した際にはステロイド全身投与で治療している．成人した現在まで岡山大学病院への通院を続けている．両側低音部の聴力に変動は認めるものの，中等度難聴の状態で保たれている．現在も人工内耳の適応にはいたらず，日常生活が可能である(当症例の病歴・画像は小児耳鼻咽喉科，31(3)：299-306，2010に報告した)．

2．解　説

内耳の奇形は側頭骨ターゲットCTで診断することが多いが，前庭水管拡大症はその中でもよく知られており，日常診療でも経験する．図7(側頭骨ターゲットCT)の矢印が示すように，前庭水管の開口部の直径が2 mm以上であれば，前庭水管拡大症と診断する．臨床的には変動性の難聴やめまいを呈する．聴力像としては低音部に気導骨導差があり，頭部への衝撃・打撲をきっかけに増悪することが知られる．症状が悪化した際にはステロイド全身投与で治療されることが多い．一般に長期的には聴力が悪化するといわれるが，当症例では成人するまで，中等度難聴の状態で維持されている．

また，当症例では遺伝学的検査は行われていないが，*SLC26A4*遺伝子の変異により前庭水管拡大症を発症することがある．*SLC26A4*変異はペンドレッド症候群(難聴および甲状腺腫)を引き起こすこともあり，日本人の先天性難聴の原因遺伝子としては*GJB2*，*CDH23*に続いて3番目に多く認められるものである[10]．前庭水管拡大症はPendred症候群，Waardenburg症候群，branchio-oto-renal症候群やdistal tubular acidosis with deafnessといった症候群性難聴(難聴以外の症状を伴う症候群)でも典型的にみられる[11]．

まとめ

本稿では急性難聴・めまいを起こした症例で，確定診断につながる画像所見について述べた．これらの鑑別診断で，一般にもっとも緊急性が高いのは，急性感音難聴・めまいにおける脳卒中の鑑別である．本稿で示したような真珠腫による高度な合併症としてのめまい発作も，緊急性は高いが症例数は少ない．筆者は，鼓膜所見正常の急性感音難聴にめまいを伴い，脳卒中をうたがわせる臨床的特徴を示す症例では，外来受診当日に緊急MRIを行っている．一方，症状が感音難聴のみの場合には，主な鑑別診断として内耳道腫瘤を想定し，再診した際にMRI CISS画像を検討している．本稿では述べなかったが，突発性難聴の発症時に3D-FLAIR(three-dimensional fluid-attenuated inversion recovery)MRIで蝸牛・前庭の炎症や出血を検出した報告もある．したがって，突発性難聴全例で，ステロイド治療前にMRIを行うことで有用な情報が得られるかも知れない[12]．一方，メニエール病や前庭水管拡大症の難聴・めまいは慢性に経過し長期にわたって病悩する患者が多い．そのような症例では，外来でのフォロー中のいずれかの時点で，本稿に述べたように確定診断をつけることにより，適切な説明と治療が可能である．

文　献

1) Lee H, Kim JS, Chung EJ, et al：Infarction in the territory of anterior inferior cerebellar artery：spectrum of audiovestibular loss. Stroke, **40**：3745-3751, 2009.

Summary　前下小脳動脈領域の脳梗塞82例で，純音聴力検査やカロリックテストを行った．80例が末梢性または中枢性の前庭障害を呈した．

2) Kattah JC, Talkad AV, Wang DZ, et al：HINTS to diagnose stroke in the acute vestibular syndrome：three-step bedside oculomotor examination more sensitive than early MRI diffusion-weighted imaging. Stroke, **40**：3504-3510, 2009.

3) Saber Tehrani AS, Kattah JC, Mantokoudis G, et al：Small strokes causing severe vertigo：frequency of false-negative MRIs and nonlacunar mechanisms. Neurology, **83**：169-173, 2014.

Summary 急性前庭障害を呈する脳梗塞を検討した．発症後48時間でのMRI拡散強調画像による小梗塞(直径1 cm以下)の検出率は47%だった．

4) Liudahl AA, Davis AB, Liudahl DS, et al：Diagnosis of small vestibular schwannomas using constructive interference steady state sequence. Laryngoscope, **128**：2128-2132, 2018.

Summary 内耳・内耳道・小脳橋角部の腫瘍のMRI CISS画像での診断率は，造影MRIとほぼ同等である．迷路内腫瘍はややCISSで見逃されやすかった．

5) Pizzini FB, Sarno A, Galazzo IB, et al：Usefulness of High Resolution T2-Weighted Images in the Evaluation and Surveillance of Vestibular Schwannomas? Is Gadolinium Needed? Otol Neurotol, **41**：e103-e110, 2020.

6) Kaci B, Nooristani M, Mijovic T, et al：Usefulness of Video Head Impulse Test Results in the Identification of Meniere's Disease. Front Neurol, **11**：581527, 2020.

7) 日本めまい平衡医学会(編)：内リンパ水腫画像検査：36-38，メニエール病・遅発性内リンパ水腫 診療ガイドライン．金原出版, 2020.

8) Kakigi A, Egami N, Uehara N, et al：Live imaging and functional changes of the inner ear in an animal model of Meniere's disease. Sci Rep, **10**：12271, 2020.

9) Saxby AJ, Jufas N, Kong JHK, et al：Novel Radiologic Approaches for Cholesteatoma Detection：Implications for Endoscopic Ear Surgery. Otolaryngol Clin North Am, **54**：89-109, 2021.

Summary 側頭骨CTやMRI拡散強調画像による真珠腫の診断についてまとめた総論．これらの検査による術前評価について述べている．

10) Usami SI, Nishio SY：The genetic etiology of hearing loss in Japan revealed by the social health insurance-based genetic testing of 10K patients. Hum Genet, **141**：665-681, 2022.

11) 前田幸英，西﨑和則：内耳奇形によるめまい．MB ENT, **158**：21-27, 2013.

12) Yoon RG, Choi Y, Park HJ, et al：Clinical usefulness of labyrinthine three-dimensional fluid-attenuated inversion recovery magnetic resonance images in idiopathic sudden sensorineural hearing loss. Curr Opin Otolaryngol Head Neck Surg, **29**：349-356, 2021.

MB ENT, 277：11-18, 2022

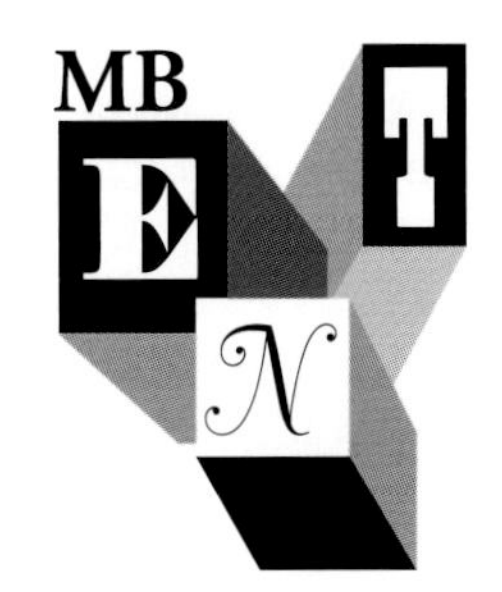

◆特集・どうみる！頭頸部画像—読影のポイントとpitfall—

顔面神経麻痺を起こした症例の画像をどうみる！

綾仁悠介[*1]　萩森伸一[*2]

Abstract　顔面神経麻痺の原因疾患は多彩である．正確な診断を行うためにはCT，MRI，超音波検査などの画像検査は重要である．顔面神経麻痺をきたす疾患のうちウイルス性，腫瘍性，耳炎性，中枢性のものを列挙し，解説した．ウイルス性顔面神経麻痺以外の稀な疾患を見落とさないようにするには，身体診察において鼓膜の視診と耳下腺の触診を行うことは欠かせない．再発性の顔面神経麻痺，顔面神経麻痺以外の症状の併発，悪性腫瘍の既往がある際には積極的に画像検査を行う．

Key words　顔面神経麻痺(facial palsy)，Bell麻痺(Bell's palsy)，Hunt症候群(Hunt syndrome)，顔面神経鞘腫(facial schwannoma)，耳下腺癌(parotid gland cancer)，脳梗塞(cerebral infarction)

はじめに

顔面神経は顔面神経核から顔面表情筋に至るまで，側頭骨内外にわたって複雑に走行し，したがってその機能障害である顔面神経麻痺は，様々な疾患が原因となり得る．治療法選択には正確な診断が必須であり，そのためにはCT，MRI，超音波検査などの画像検査は重要である．CTは側頭骨内顔面神経の評価に有用であり，特に顔面神経管の形状や走行をみることができる．また鼓室，耳小骨をはじめとした周囲との位置関係の把握に優れている．MRIは顔面神経自体の炎症程度や腫瘍などの顔面神経周囲の軟部組織の評価において真価を発揮する．超音波検査は側頭骨外の病変の描出に優れ，顔面神経診療においては特に耳下腺内の病変の診断に欠かせない．ここでは顔面神経麻痺をきたす疾患のうちウイルス性，腫瘍性，耳炎性，中枢性のものを列挙し，当科で経験した顔面神経麻痺を認めた12例をはじめとした特徴的な画像提示を行い，画像読影のポイントを解説する．

ウイルス性

Bell麻痺，Hunt症候群，そしてzoster sine herpete(ZSH)をこの項で説明する．これらのウイルス性の顔面神経麻痺症例は，当科における顔面神経麻痺例の臨床統計において90%を占めており，顔面神経麻痺をきたす疾患の中でもっとも頻度が高い．ウイルス性の顔面神経麻痺に特徴的な所見としては，ガドリニウム造影MRIによる内耳道部から乳突部に至るまでの顔面神経の造影効果が挙げられる．症例1は44歳男性，右Bell麻痺の症例である．発症1か月後に施行した造影MRIでは，膝部を中心に内耳道から鼓室部まで造影効果を認めた(図1-A)．この造影効果は麻痺の重症度とは無関係であるという報告が多いが，村上は麻痺発症3週間前後で施行した造影MRIにおいて造影効果の強い例では，予後不良の可能性が

*1 Ayani Yusuke，〒569-8686 大阪府高槻市大学町2-7　大阪医科薬科大学耳鼻咽喉科・頭頸部外科学教室，講師(准)
*2 Haginomori Shin-Ichi，同，専門教授

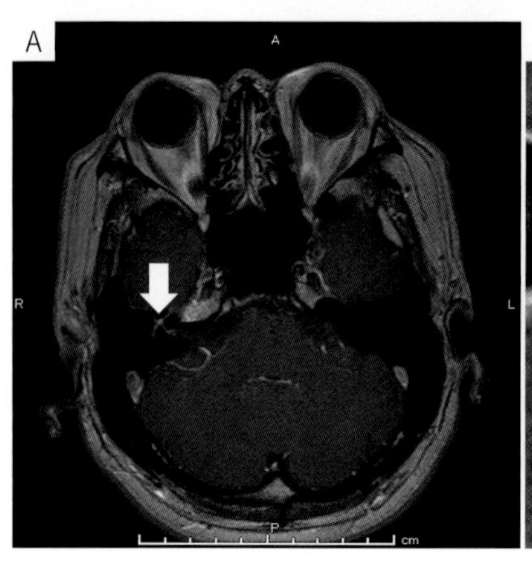

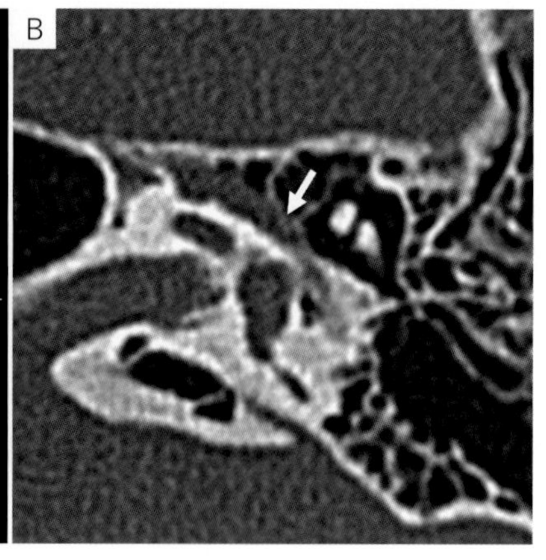

図 1.
ウイルス性顔面神経麻痺
A：造影 MRI の T1 強調画像で右顔面神経膝部を中心に右内耳道底から右顔面神経鼓室部までに造影効果(矢印)を認める
B：CT で顔面神経管外側壁の内陥によって顔面神経管が狭小化し，顔面神経鼓室部が圧排されているようにみえる(矢印)

高いと述べている[1]．MRI 検査が必ずしも必要かどうかということについては議論があるが，他の疾患の除外という点で画像診断は欠かすことができない．発症から 2～4.5 か月経過した後も，麻痺の経過によらず一部の患者においては造影効果が持続していた[2]という報告もあるため，他の疾患を少しでも疑った場合には急性期を過ぎても施行する意義がある．当科では極力，全例に造影 MRI を施行し，この後に説明する比較的頻度の低い疾患を見逃さないように努めている．

ウイルス性の顔面神経麻痺は反復することがあり，中でも同側再発性顔面神経麻痺をきたした症例について検討を行った．症例 2 は 42 歳女性，17 歳時と 23 歳時に左顔面神経麻痺の既往があるが，いずれも治癒した．今回，3 回目の左顔面神経麻痺を発症し近医で治療したが完全麻痺となり，当科を紹介され受診した．CT で左顔面神経鼓室部周囲に発育の良好な蜂巣がみられる一方で，顔面神経管の狭小が疑われた(図 1-B)．麻痺スコア 8 点，ENoG 値＝0％で予後不良と判断し顔面神経減荷術を施行，術中所見では膝部やや背側，匙状突起より腹側の鼓室部が，顔面神経管によって外側から圧排されていた．ドリルにてこの骨壁を削除した．その後，麻痺は急速に回復し，発症 7 か月で治癒した[3]．術後 4 年を経過したが，今までのところ麻痺の再発はみられていない．本症例のように神経が容易に絞扼を生じる解剖学的特徴が存在する可能性があり，CT などの画像診断で疑わしい所見が得られれば予後不良例には積極的に減荷術を行うのがよいと考える．

腫瘍性

1．顔面神経鞘腫

側頭骨内顔面神経鞘腫は難聴や顔面神経症状をきたし緩徐に増大する，比較的稀な良性腫瘍である．当科で経験した 10 例のうち，顔面神経麻痺が顔面神経鞘腫の診断の契機となったのは 5 例で，麻痺の既往を含めると顔面神経麻痺を発症した症例は 10 例中 6 例であった[4]．側頭骨内顔面神経鞘腫は顔面神経麻痺を生じることが多く，約 7 割で顔面運動の減弱をきたすという報告[5]があり，これは当科と同様の結果である．顔面神経麻痺を呈した顔面神経鞘腫の症例を提示する．症例 3 は 54 歳男性，49 歳時に左顔面神経麻痺に対してステロイド治療を受け，治癒している．今回，2 回目の左顔面神経麻痺を発症し，当科を紹介され受診した．造影 MRI で顔面神経鼓室部から乳突部にかけて造影効果のある腫瘍像を認め(図 2-A，B)，中耳 CT では顔面神経管鼓室部から乳突部にかけて骨破壊を認めた(図 2-C，D)．ステロイド加療にて不全麻痺が残ったが，その後は wait and scan の方針としている．本症例のように初回麻痺時には顔面神経鞘腫の診断に至らないことが多く，実際に麻痺の既往のあった 6 例中 5 例は 2 回目以降の麻痺時に診断されている．顔面神経麻痺反復例で以前に画像検査を施行されていたとしても，積極的に再検査を施行する意義はあると考える．

2．耳下腺癌

耳下腺癌は側頭骨外で顔面神経麻痺をきたす稀な疾患である．当科の耳下腺癌症例においては初

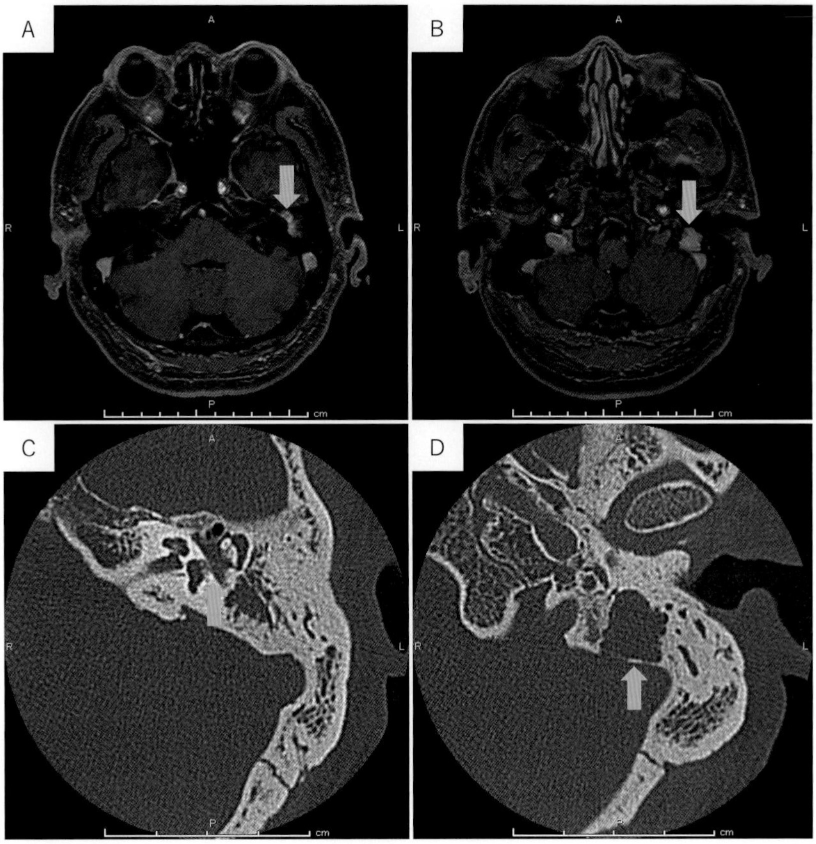

図 2.
顔面神経鞘腫
A：造影 MRI の T1 強調画像で左顔面神経鼓室部に造影効果のある腫瘤性病変(矢印)を認める
B：造影 MRI の T1 強調画像で左顔面神経乳突部に造影効果のある腫瘤性病変(矢印)を認める
C：CT で左顔面神経管鼓室部に骨破壊(矢印)を認める
D：CT で左乳突蜂巣の骨破壊を伴う軟部陰影(矢印)を認める

診時より顔面神経麻痺を認める症例が 20% 存在し，組織学的悪性度で分類すると顔面神経麻痺は高悪性度群では 37.2%，低／中悪性度群では 7.8% に認め，麻痺の有無は組織学的悪性度と有意に関連があった[6]．そこで，画像検査で組織学的悪性度の推測ができるかという観点から，当科では MRI と超音波検査を用いて検討した[7]．MRI 所見の悪性の indicator は，周囲境界不明瞭と T2 低信号とし，また超音波検査所見の悪性の indicator は，周囲境界不明瞭と内部低エコー，内部不均一エコーとして，良性パターン，中間パターン，悪性パターンの 3 群に耳下腺腫瘍症例を分類した．すると，悪性パターンを呈した症例は高悪性度群では 67.1%，低／中悪性度群では 26.8% であり，高悪性度群で有意に高率であった．また，良性パターンを呈した症例は低／中悪性度群で 21.4% であったのに対して，高悪性度群では 3.5% であり，低／中悪性度群で有意に高率であった．良性腫瘍群で悪性パターンを呈した症例は 1.6% と少なかった．無論，耳下腺癌において画像診断のみでは確定診断は得られないが，このような悪性パターンは診断や後の手術加療，術中方針においての補助となるであろう．症例 4 は 65 歳男性，高悪性癌である唾液腺導管癌の症例である．MRI，超音波検査にて上記 indicator による悪性パターンを呈している(図 3)．

また，当科で経験した耳下腺癌症例の中には一度，末梢性顔面神経麻痺として診断・治療され，のちに耳下腺癌と診断された症例が少なからず存在した．初診時に顔面神経麻痺を認めた 38 例中，11 例は耳下腺癌と診断がつく前に一度，末梢性顔面神経麻痺として診断されていた．この 11 例の特徴としては，半数以上は深葉腫瘍であり，浅葉腫瘍でも腫瘍最大径は T1 相当の 20 mm 以下の小さい腫瘍であった．全枝麻痺が 8 例と多く，これも一般的な顔面神経麻痺として矛盾なかったことも一因となり得るかと考えた．何より，顔面神経麻痺の初診時に耳下腺癌を見逃さないためには，耳下腺を十分に触知すること，痛みがあっても Hunt 症候群と決めつけないことが重要である．

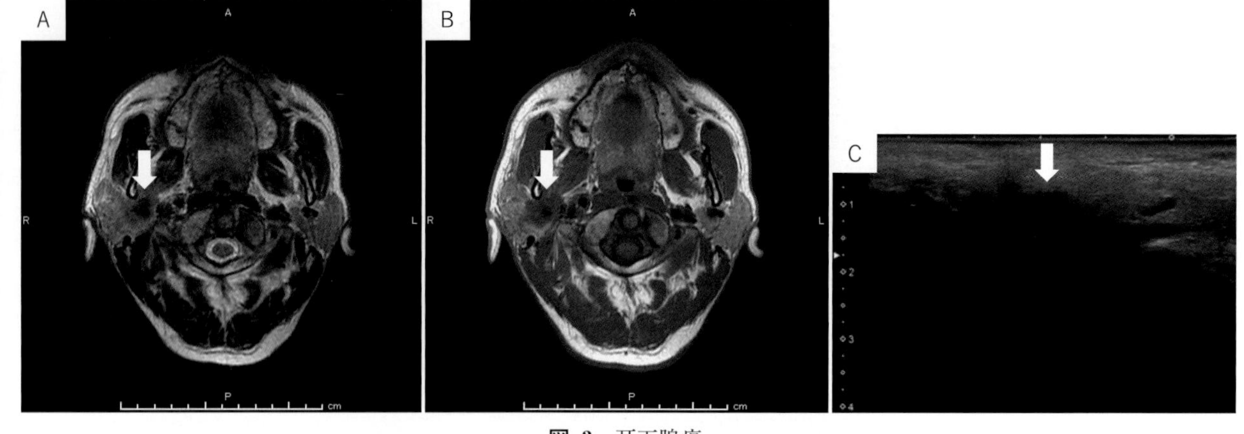

図 3. 耳下腺癌

A：MRIのT1強調画像で右耳下腺内に低信号で境界不明瞭な腫瘤性病変(矢印)を認める
B：MRIのT2強調画像で右耳下腺内に低信号で境界不明瞭な腫瘤性病変(矢印)を認める
C：超音波検査で耳下腺内に内部低エコーで境界不明瞭な腫瘤性病変(矢印)を認める

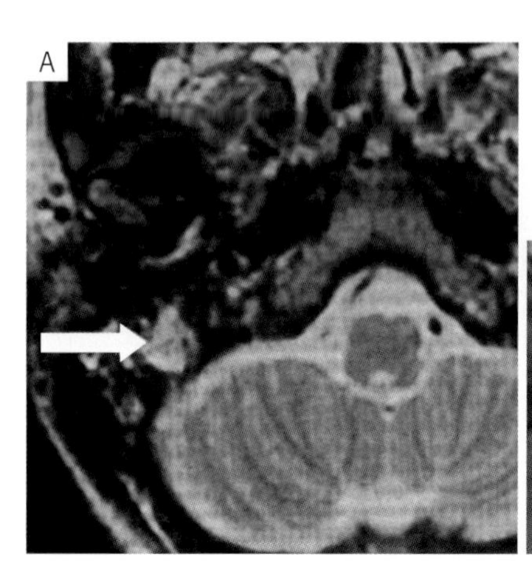

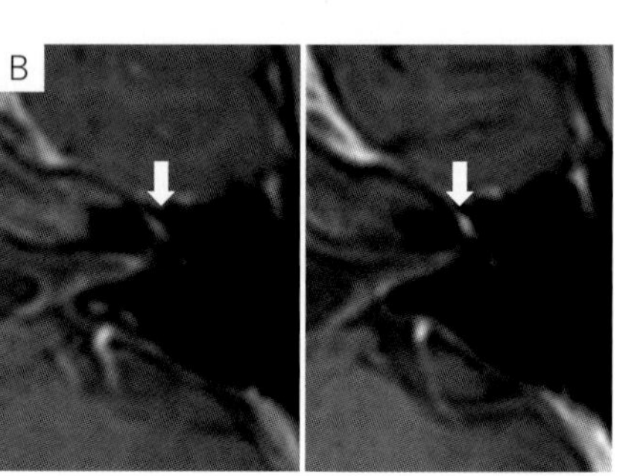

図 4.
白血病

A：MRIのT2強調画像で高信号の腫瘤性病変(矢印)を認める
B：造影MRIのT1強調画像で，発症2週間後(左)に左内耳道底から左顔面神経膝部を中心に造影効果(矢印)を認める．発症3か月後(右)も同様の造影効果(矢印)が残存している

なお当科では，超音波検査で同定困難であった耳下腺深葉腫瘍症例に遭遇したため，顔面神経麻痺症例には耳下腺も含めたMRI検査での精査を標準化している．

3．白血病

白血病の経過中に，難聴や耳鳴，顔面神経麻痺など耳科学的症状が生じることがよく知られている．症例5は17歳男性，15歳時に急性骨髄性白血病を発症し，化学療法で寛解を得ていた．右耳痛と右顔面神経麻痺を発症し，MRIで右乳突蜂巣に病変を認めていた(図4-A)が，骨髄検査で異常を認めず，当初はBell麻痺として加療した．顔面神経麻痺を反復したため，最終的に乳突蜂巣内病変の生検によって急性骨髄性白血病の再発の確定診断を得ている[8]．本症例では乳突蜂巣内での白血病細胞による腫瘤形成が，骨髄白血病細胞の出現に先行して生じた．腫瘤を形成する白血病症例においては，末梢血中や骨髄細胞に白血病細胞が認められない時期にも腫瘤が形成され得る[9]ことが報告されており，注意を要する．白血病の既往を有する顔面神経麻痺症例において画像検査で顔面神経周囲に異常を認めた際には，まず白血病の再発を念頭に置き，乳突削開による生検など積極的に精査をすすめることが肝要と考えられる．

その一方で，我々は顔面神経周囲に腫瘤形成を認めなかった症例も経験している．症例6は6歳男児，左眼周囲腫脹の10日後に左顔面神経麻痺を発症し，当院眼科から紹介された．左眼外側結膜に腫瘤を認めていたが，顔面神経麻痺は無関係であると判断しBell麻痺として加療した．その後，当院眼科にて左眼窩内腫瘍生検術を予定され，その術前の血液検査にて芽球の出現を認め，骨髄検

図 5.
悪性腫瘍の転移
A：造影MRIのT1強調画像で両側の内耳道に造影効果のある腫瘍性病変(矢印)を認める
B：MRIのT1強調画像で左中頭蓋窩の硬膜を中心に造影される高信号域(矢印)を認める．腫瘍は膝神経節に接しており，膝神経節にも造影効果を認める

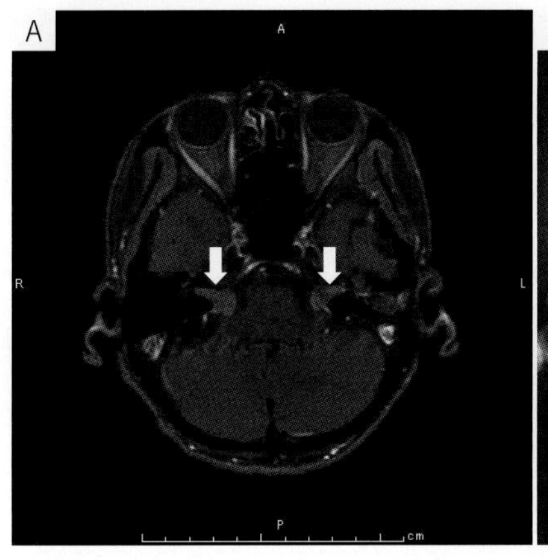

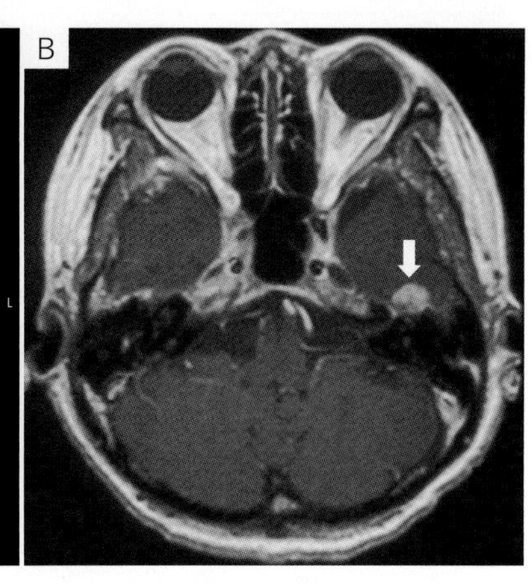

査にて急性リンパ性白血病の診断が得られた．当院小児科にて，顔面神経麻痺の随伴があることから中枢神経浸潤のあるT細胞性急性リンパ性白血病と診断され，high risk 群として治療が行われた．顔面神経麻痺は発症から2か月で治癒した[10]．本症例の造影MRIに着目すると，左顔面神経周囲に腫瘤性病変は認めなかった．また，発症2週間後の時点で，左内耳道底から左顔面神経膝部中心に造影効果を認め，その造影効果が発症3か月後においても残存していた(図4-B)．白血病細胞が顔面神経に浸潤して顔面神経麻痺に至ったのであるなら，造影効果は減弱することが想定されるが，造影効果が残ったという今回の所見からはウイルス性顔面神経麻痺であったとしても矛盾しない．白血病にまつわる顔面神経麻痺が，すべて白血病細胞由来ではない可能性があることについては血液疾患を治療する医師とさらに議論する必要がある．なお，本症例を経験して以後，当科では血液検査時に血球の目視も行うようにしている．

4．悪性腫瘍の転移

頭蓋内への悪性腫瘍の転移は顔面神経麻痺を引き起こす一因となる．症例7は65歳女性，乳癌に対する切除術施行後，15年後に腋窩リンパ節から再発をきたし，腹腔内リンパ節転移，骨転移などに対して加療中であった．その後，両側聾，両側顔面神経麻痺をきたした．頭部造影MRIでは両側の内耳道に造影効果のある腫瘍性病変を認めた(図5-A)．その他，小脳にも転移病巣を認めたため，乳癌による髄膜癌腫症と診断した[11]．髄膜癌腫症は腫瘍細胞が脳脊髄の髄膜へびまん性に浸潤する病態で，予後は極めて不良である．初発症状は内耳神経障害が多く，その理由として中川らは小脳橋角槽で脳脊髄液の停滞が起こりやすいため悪性細胞の沈着をきたしやすいのではないかと述べている[12]．症例8は54歳女性，乳癌に対して切除術を受け，肺，肝，骨への転移巣に対して定期的に化学療法を受けていた．手術から5年後，左顔面神経麻痺を発症した．MRIで左中頭蓋窩の硬膜を中心に腫瘍を認め，腫瘍は膝神経節に接しており，膝神経節にも造影効果を認めていた(図5-B)．頭蓋内転移性腫瘍から顔面神経への直接浸潤により顔面神経麻痺を呈したものと診断した．定位手術的照射により加療し，腫瘍の縮小が得られ，発症から3か月で顔面神経麻痺も治癒した[13]．転移性脳腫瘍の原発巣は肺(45.6%)が最多で，乳腺(12.8%)，大腸(5.7%)，腎(5.2%)と続くという報告[14]があり，肺癌の既往には特に注意する．これらの症例のように，癌の既往がある患者や担癌状態の患者に生じた顔面神経麻痺では，常に転移性脳腫瘍が原因である可能性を念頭に置いて，速やかで正確な画像検査が要求される．

耳炎性

1．真珠腫性中耳炎

真珠腫性中耳炎においては顔面神経管が破壊され，さらに炎症が伴った際に顔面神経麻痺をきたすことがある．症例9は80歳女性，初診時に右聾，めまい，右顔面神経麻痺をきたしていた．鼓膜所見，症状から右真珠腫性中耳炎と診断した．CT所見では，蝸牛，前庭，顔面神経管を含め，

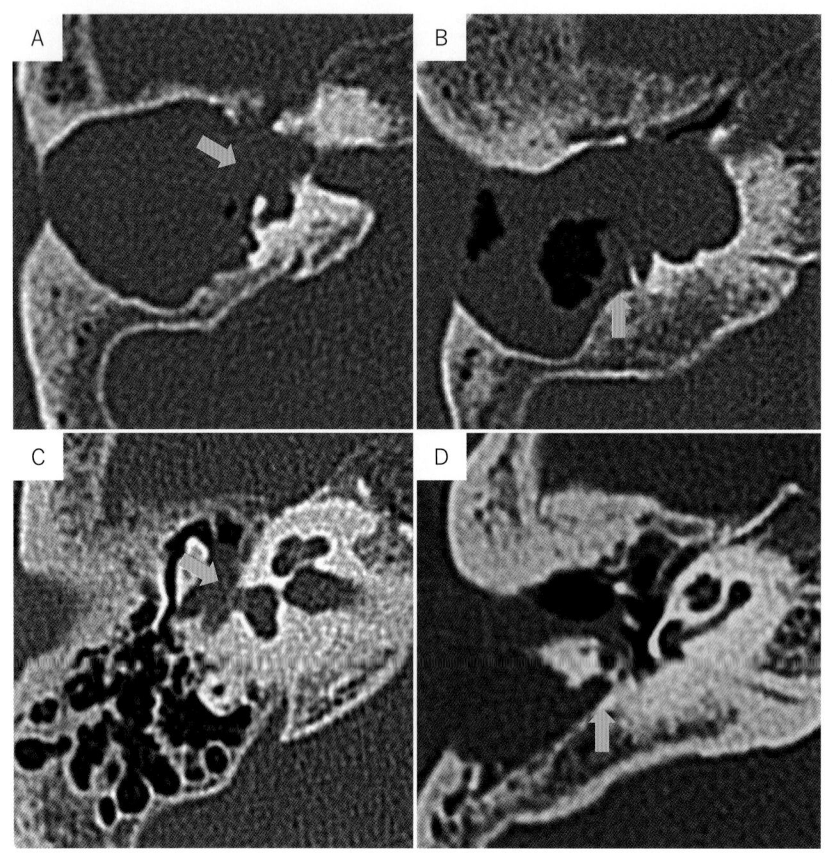

図 6.
真珠腫性中耳炎
A：CT でツチ骨頭，キヌタ骨体部，蝸牛，前庭，後半規管，右顔面神経管鼓室部（矢印）の破壊を伴う軟部陰影を認める
B：CT でキヌタ・アブミ関節，蝸牛，右顔面神経管乳突部（矢印）の破壊を伴う軟部陰影を認める
C：CT で右顔面神経管鼓室部（矢印）の破壊を伴う軟部陰影を認める
D：CT で右顔面神経管乳突部（矢印）の破壊を伴う軟部陰影を認める

広範な破壊を認めた（図 6-A，B）．鼓室形成術を施行したが，顔面神経は真珠腫の浸潤により高度な損傷があり，切断を余儀なくされた．別症例の画像を同じスライスの比較として提示する（図 6-C，D）．それぞれ顔面神経管の鼓室部，乳突部に真珠腫による破壊を認めるが，これらの症例には顔面神経麻痺は発症していなかった．真珠腫性中耳炎において実際に顔面神経麻痺を発症する頻度は低いが，こういった顔面神経管の破壊を認める症例については，術中の顔面神経損傷から医原性顔面神経麻痺をきたさないよう，特に同部位の操作に留意する．

2．ANCA 関連血管炎性中耳炎（OMAAV）

症例 10 は 68 歳女性，両難治性中耳炎で近医から紹介，当科初診から 3 週間後に，右顔面神経麻痺を発症した．PR3-ANCA が 52.8 と高値であり，OMAAV と診断した．造影 MRI では右顔面神経の鼓室部を中心に造影効果を認めた（図 7-A）が，肥厚性硬膜炎は認めなかった[15]．OMAAV における顔面神経麻痺の神経障害機序については，顔面神経周囲の血管炎，中耳肉芽の神経圧迫，肥厚した硬膜による神経圧迫や循環障害などが挙げられている[16]．本症例は肥厚性硬膜炎を伴わなかったため，顔面神経周囲の血管炎が原因として考えられた．肥厚性硬膜炎については別症例の画像を提示する（図 7-B）．OMAAV は診断が困難な症例も多く，確定診断に時間を要する場合も多々あるが，OMAAV によって引き起こされる症状のうち顔面神経麻痺は32%，肥厚性硬膜炎は25%に認められた[17]と報告されており，これらの所見が OMAAV 診断の契機となることもあり得る．したがって，難治性中耳炎を合併する顔面神経麻痺に対しては OMAAV の可能性を疑い，速やかに血液検査や造影 MRI 検査を施行することが望ましい．

中枢性

中枢性顔面神経麻痺は脳血管障害の急性期治療を要するため，特に鑑別を要する．脳梗塞による顔面神経麻痺を 2 例提示する．症例 11 は 79 歳男

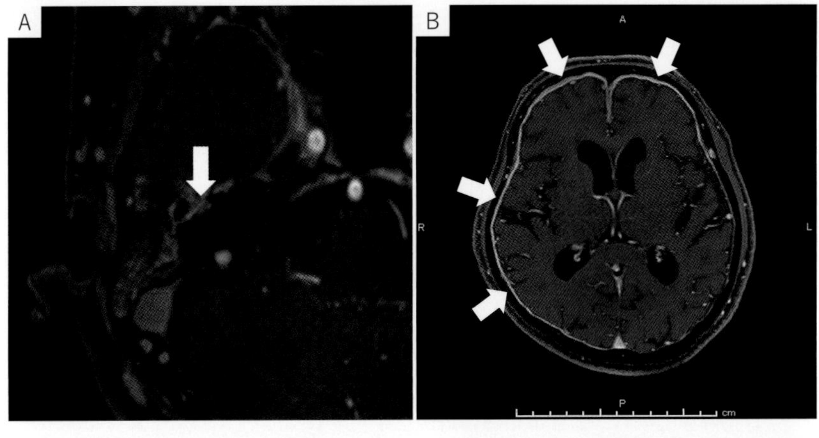

図 7.
ANCA 関連血管炎性中耳炎
A：造影 MRI の T1 強調画像で右顔面神経鼓室部を中心に造影効果(矢印)を認める
B：右側を優位に両側の大脳半球周囲の硬膜の肥厚と造影効果の増強(矢印)を認める

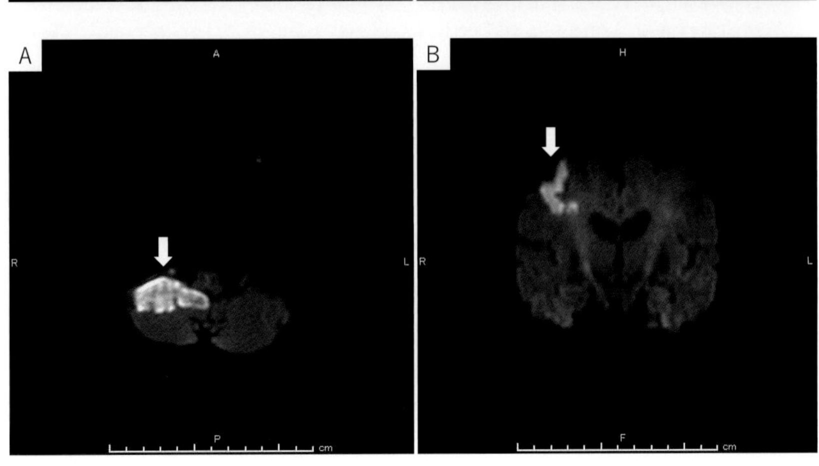

図 8.
中枢性顔面神経麻痺
A：MRI の拡散強調画像で右小脳半球に楔状の高信号域(矢印)を認める
B：MRI の拡散強調画像で右前頭葉中心前回の中央 1/3 に高信号域(矢印)を認める

性，右難聴を発症し近医耳鼻咽喉科を受診．翌日に当科を紹介受診した際に右顔面神経麻痺とめまいを伴っていた．緊急でMRIを撮像すると右の小脳半球に急性期脳梗塞を認めた(図 8-A)ため，即刻脳神経外科に紹介し，入院加療となった．不自然な発症形式などから，中枢性顔面神経麻痺を疑った場合にはMRIのオーダーは欠かせない．症例 12 は 75 歳女性，左口角下垂で近医耳鼻咽喉科から当科を紹介受診．左顔面神経麻痺を認めたが，前額部のしわ寄せは可能であった．このことからMRIを施行すると，右中心前回の急性期脳梗塞を認めた(図 8-B)．解剖学的に顔面神経核において下顔面筋を支配する部位には対側大脳皮質からの線維のみ入るが，前頭筋を支配する部位には両側大脳皮質からの線維が入る．したがって，大脳皮質の梗塞による中枢性麻痺では前額部のしわ寄せは温存される[18]．鈴木らが皮質性中枢性顔面単麻痺の 8 例を報告している[19]が，今回の症例と同様，中心前回の中央 1/3 に共通して病変を認めていた．同部位に病変が限局した症例は 8 例中 2 例であり，他の神経症状を呈さず，中枢性顔面神経麻痺のみが孤立して認められた．その点も本症例と共通している．それより下方に進展すると，嚥下構音障害，舌運動障害が伴い，深部白質進展例では半側空間無視，運動性失語の症状を伴ったであろうと述べている．他の神経症状を伴わないかということはもちろん，前額部のしわ寄せが可能である顔面神経麻痺については，中枢性を疑うべきであることを普段の顔面神経診療から気を付けておく必要がある．

おわりに

顔面神経麻痺をきたす疾患はウイルス性顔面神経麻痺が大多数を占めるため，その他の稀な疾患を見落とさないように意識しないといけない．日々の顔面神経診療で鼓膜の視診と耳下腺の触診を行うことは欠かさないようにする．そのうえで，典型的な顔面神経麻痺の発症形式でない場合，特に再発性の顔面神経麻痺，顔面神経麻痺以外の症状の併発，悪性腫瘍の既往がある際には積極的に画像検査を行うべきである．

参考文献

1）村上信五：ガドリニウム造影MRIの臨床的意義—神経浮腫と麻痺の予後—：70-77，第120回日本耳鼻咽喉科学会総会宿題報告，ウイルス性顔面神経麻痺—病態と後遺症克服のための新たな治療—. 2015.

2）Engström M, Thuomas KA, Naeser P, et al：Facial nerve enhancement in Bell's palsy demonstrated by different gadolinium-enhanced magnetic resonance imaging techniques. Arch Otolaryngol Head Neck Surg, **119**：221-225, 1993.

3）萩森伸一，菊岡祐介，綾仁悠介ほか：同側再発性顔面神経麻痺に対する顔面神経減荷術の経験から．Facial N Res Jpn, **39**：77-78, 2019.

4）神人　彪，綾仁悠介，萩森伸一ほか：当科における側頭骨内顔面神経鞘腫例の検討．Facial N Res Jpn, **40**：202-204, 2020.

5）Lipkin AF, Coker NJ, Jenkins HA, et al：Intracranial and intratemporal facial neuroma. Otolaryngol Head Neck Surg, **96**：71-79, 1987.

6）綾仁悠介，河田　了，萩森伸一ほか：初診時に顔面神経麻痺を認めた耳下腺癌症例の検討—悪性度，予後の観点から—．Facial N Res Jpn, **37**：101-103, 2017.

7）河田　了：耳下腺浅葉切除術．JOHNS, **35**：1685-1688, 2019.

8）高巻京子，萩森伸一，竹中　洋：再発により反復する顔面神経麻痺を呈した急性骨髄性白血病の1症例．Facial N Res Jpn, **27**：106-109, 2007.

9）Chapman P, Johnson SA：Mastoid chloroma as relapse in acute myeloid leukaemia. J Laryngol Otol, **94**：1423-1427, 1980.

10）綾仁悠介，萩森伸一，尾﨑昭子ほか：顔面神経麻痺を伴った小児急性リンパ性白血病の1例—診断および治療のピットフォールとその対策—．Facial N Res Jpn, **38**：152-154, 2018.

11）櫟原崇宏，萩森伸一，森　京子ほか：両側の聾および顔面神経麻痺を呈した乳癌による髄膜癌腫例．Facial N Res Jpn, **30**：143-145, 2010.

12）中川秀光，村沢　明，中島　伸ほか：癌性髄膜炎の検討．Neurol Surg, **20**：31-37, 1992.

Summary　癌性髄膜炎34例の解析結果．原発巣は肺癌14例，乳癌8例の順に多かった．原発巣診断から癌性髄膜炎診断までは1か月～8年を要した．

13）萩森伸一，野中隆三郎，竹中　洋：中頭蓋窩転移性腫瘍による顔面神経麻痺の1症例．Facial N Res Jpn, **22**：142-144, 2002.

14）Committee of Brain Tumor Registry of Japan：General features of brain metastases (2001-2004)：77. Report of Brain Tumor Registry of Japan (2001-2004) 13th Edition, 2014.

15）武市直大，萩森伸一，綾仁悠介ほか：顔面神経麻痺を来したANCA関連血管炎性中耳炎(OMAAV)の2例．Facial N Res Jpn, **41**：78-80, 2021.

16）大田重人，我那覇　章，鈴木幹男：顔面神経麻痺と肥厚性硬膜炎を合併したMPO-ANCA陽性の難治性中耳炎の1例．Otol Jpn, **21**：800-807, 2011.

17）岸部　幹，吉田尚弘，立山香織ほか：OMAAVの臨床像—全国アンケート調査から—．Otol Jpn, **25**：183-188, 2015.

Summary　全国65施設，297症例のOMAAVのアンケート調査結果．顔面神経麻痺と肥厚性硬膜炎は初診時には18%，15%に認め，全経過では32%，25%と増加していた．

18）野村恭也，原田勇彦，平出文久：顔面神経：117-135，耳科学アトラス—形態と計測値—(第3版)．シュプリンガー・ジャパン, 2008.

19）鈴木義夫，杉田幸二郎，河村　満ほか：皮質性中枢性顔面単麻痺—MRIによる病巣検討と上位顔面神経路についての考察—．脳卒中, **15**：91-96, 1993.

Summary　前頭葉中心前回中央1/3を，中枢性顔面神経麻痺の責任病巣として重視すべきである．

MB ENT, 277：19-24, 2022

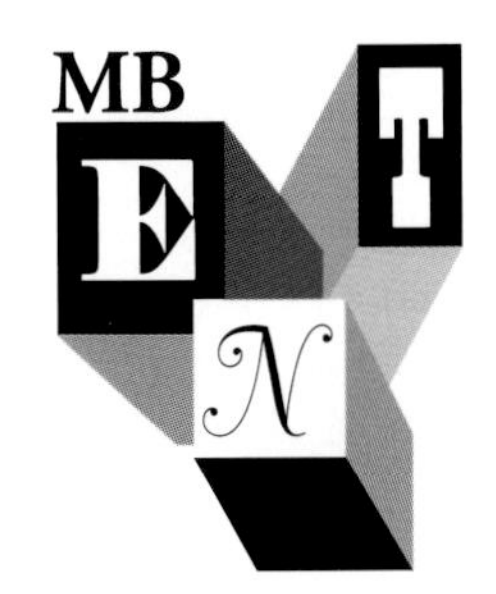

◆特集・どうみる！頭頸部画像―読影のポイントと pitfall―

人工内耳・人工中耳・骨導インプラント施行症例の画像をどうみる！

山田悠祐[*1]　東野哲也[*2]

Abstract　本邦で健康保険適用下に実施可能な人工聴覚器としては，成人・小児の重度感音難聴に対する人工内耳や高音急墜型感音難聴に対する残存聴力活用型人工内耳，中耳手術や気導・骨導補聴器では聴力改善が十分でない症例に対する人工中耳や骨導インプラントがある．どのような耳科手術に際しても，術前 CT による画像評価は必須であり，状況に応じて multi-detector CT(MDCT)や area detector CT(ADCT)，コーンビーム CT(CBCT)を使い分ける．特に CBCT では，耳鼻咽喉科医がカルテ端末上で多断面再構成画像やボリュームレンダリング像を比較的簡単に作成することができるため，人工中耳や骨導インプラントの術前プランニングに非常に有用である．また，液に満たされた内耳や内耳道の描出や，中耳炎症性疾患の鑑別には MRI が必要となる．人工聴覚器術後には MRI による画像評価に多少とも制限が生じるので，その意味でも術前 MRI の意義は大きい．画像検査機器の特性を理解し，目的に合わせた画像診断を行い，患者の聴覚改善と QOL の向上を実現することが耳鼻咽喉科医としての責任であると考える．

Key words　人工聴覚器(implantable hearing devices)，画像診断(image diagnosis)，伝音・混合性難聴(conductive and mixed hearing loss)，感音難聴(sensorineural hearing loss)，後迷路性難聴(retrocochlear hearing loss)

はじめに

人工聴覚器医療の発展は目まぐるしく，広義には気導補聴器や骨導補聴器，軟骨伝導補聴器も含まれるが，特に外科的手術が必要な狭義の人工聴覚器については術前の画像評価が重要である．現在，本邦の健康保険適用下に実施可能な人工聴覚器としては，成人・小児の重度感音難聴に対する人工内耳や高音急墜型感音難聴に対する残存聴力活用型人工内耳(EAS)，中耳手術や気導・骨導補聴器では聴力改善が十分でない症例に対する人工中耳(Vibrant Soundbridge®：以下，VSB®)や骨導インプラントとしての Baha®，BONEBRIDGE® がある．本稿ではこれらの人工聴覚器手術の術前に必要な画像評価について，自験例を提示し有用性を論じたい．

画像評価

1．C　T

人工聴覚器手術に限らず，耳科手術の術前には側頭骨 CT 検査が必須である．multi-detector CT (MDCT)や area detector CT(ADCT)は，短時間で高精細な画像を描出することが可能で，側頭骨画像診断のスタンダードに位置づけられる．

2．コーンビーム CT

コーンビーム CT(3D Accuitomo，モリタ製作所：以下，CBCT)は，空間分解能が高く骨組織の描出に優れているため，耳科領域における有用性は高い．また，付属の i-VIEW software を用いて多断面再構成画像やボリュームレンダリング像を

*1 Yamada Yusuke，〒329-2763 栃木県那須塩原市井口 537-3　国際医療福祉大学耳鼻咽喉科，病院助教
*2 Tono Tetsuya，同，部長

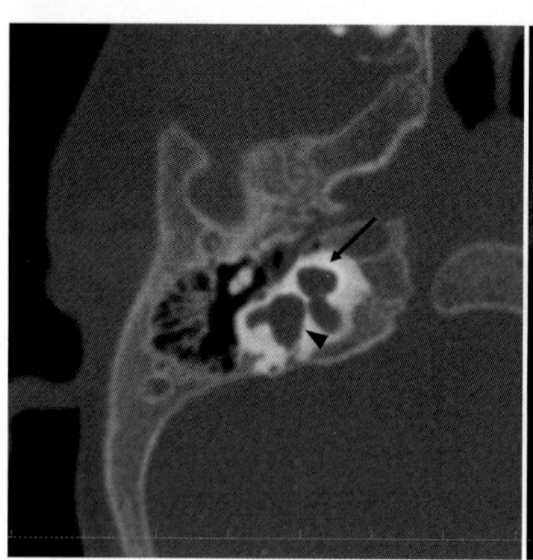
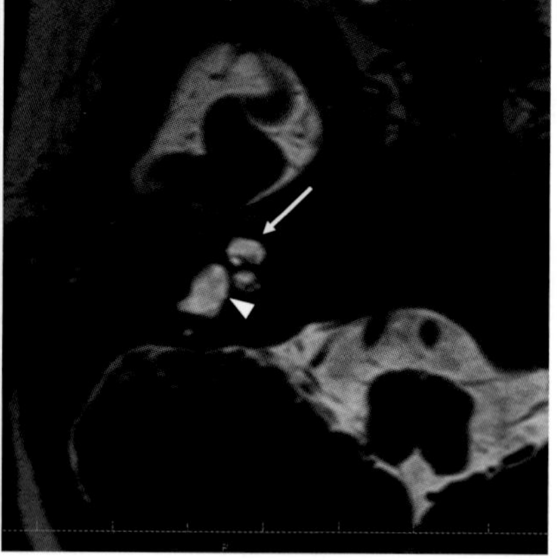

a|b

図 1.
内耳奇形(IP-Ｉ)
蝸牛軸の形成がみられず，回転が不足し嚢胞状となっており(矢印)，前庭も同様に嚢状を呈している(矢尻)．MRIで内耳道と内耳の直接的な交通は有意でないと判断された

カルテ端末で耳鼻咽喉科医自身が比較的簡単に作成することができ，3次元解析も可能となっている．撮影時間が約20秒とやや長いため，座位での安静の保てない小児へは不向きであるものの，両耳撮影時の被曝量が約0.1 mSvと従来のCTと比較して1/18程度で済むことから，術後の経過観察を含めた画像診断の必要性に対する同意も得られやすい．経験的には5歳以上の小児であれば，多くの場合体動の影響もなく十分撮影が可能である．

3．MRI

特に，人工内耳の術前に，CTでは評価ができない軟部組織陰影を質的に鑑別する目的で使用され，MRIは軟部組織のコントラスト分解能に優れているため，骨迷路内の内耳液の分布や内耳道内の蝸牛神経の状態，さらには後迷路病変の評価に有用である．また，拡散強調像は真珠腫の存在診断も可能であり，術後耳へのインプラント適応評価にも活用される．

人工聴覚器の術前画像評価

1．人工内耳

人工内耳適応基準にも記載されているとおり，中耳の活動性炎症がある場合は手術禁忌とされているため，側頭骨CT検査を行い中耳の状態を評価する．2014年には小児への適応年齢が1歳以上に拡大された反面，急性中耳炎や滲出性中耳炎による中耳の液体貯留のために手術が延期となる症例を少なからず経験するため，可能な限り手術直近でCT検査を行うことが望ましい．蝸牛の形態についても側頭骨CTで評価可能であるが，MRI検査を追加することで詳細な内耳奇形の有無や蝸牛神経の状態を把握することができ，術側決定のポイントにもなる．内耳奇形は，Sennaroglu and Saatciの分類[1]を用いており，蝸牛神経の低形成例を除けば重度内耳奇形であっても良好な聴取能が得られる症例もあることがわかってきた[2]．蝸牛神経低形成では，神経径がラセン神経節細胞数を反映しているため人工内耳の効果と関連すると報告されている[3]．髄膜炎後や蝸牛型耳硬化症の症例では電極を挿入するスペースが存在しないことがあるためCTとMRIによる慎重な判断を要する．骨迷路内に波及する炎症や線維化の評価にはガドリニウム造影も有用である．

症例1：1歳，女児

新生児スクリーニング検査で両側referとなり，ABRでも両側無反応であった．先天性難聴に対する人工内耳手術を前提にCT検査およびMRI検査を行った結果，蝸牛や前庭は嚢胞状となっておりIP-Ｉと診断した(図1)．蝸牛開窓を行い，外リンパ液の流出がないことを確認し，電極を挿入し手術を終了した．

症例2：1歳，女児

新生児スクリーニング検査で両側referとなり，ABR検査でも両耳無反応であった．MRI検査の結果，右蝸牛神経形成不全が判明し(図2)，左耳に人工内耳植込み術を施行した．

症例3：61歳，男性

60歳を過ぎてから急激に両難聴が進行し，近医

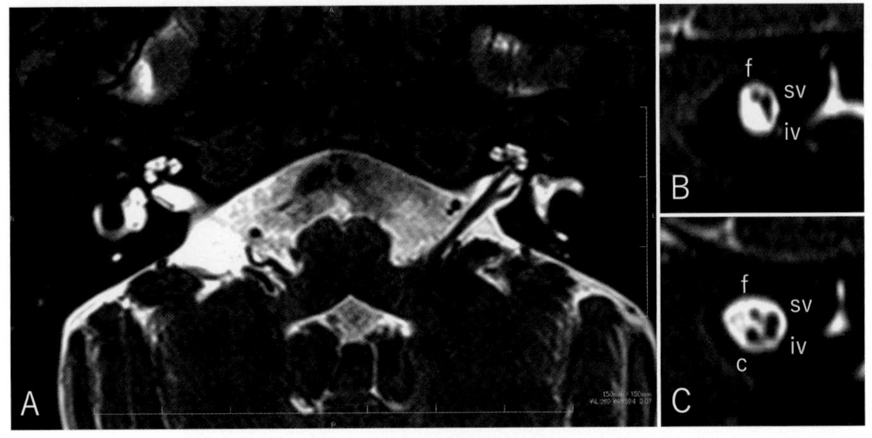

図 2. 右蝸牛神経形成不全
A：右側の蝸牛の形態異常はないが，内耳道に蝸牛神経が描出されていない
B：右内耳道の矢状断像で蝸牛神経が描出されず，下前庭神経も低形成が疑われる
C：左内耳道の矢状断像は4本の神経が描出されている（正常所見）
f：顔面神経，c：蝸牛神経，sv：上前庭神経，iv：下前庭神経

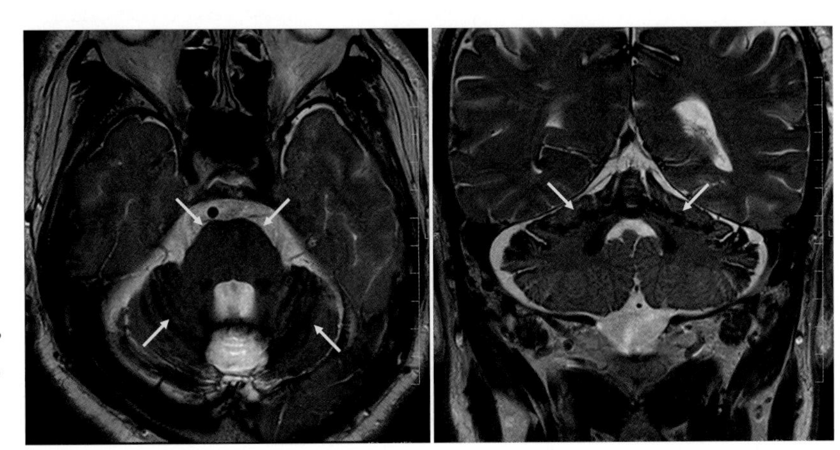

a|b

図 3.
脳表ヘモジデリン沈着症
MRI T2強調像で小脳裂や脳幹表面が低信号で縁取られている（矢印）

でステロイド投与や高圧酸素療法を受けるも改善が得られず，右103 dB，左106 dBの重度感音難聴となった．補聴器装用下でも語音聴取能が右5%，左15%と低く，人工内耳手術の方針となった．CT検査で中耳および内耳に異常は認めなかったが，MRI検査で脳表ヘモジデリン沈着症の所見が得られた（図3）．プロモントリーテストでは両側に音感を認めたため，語音聴取能の良い左耳に人工内耳植込み術を行った．

症例4：63歳，女性

細菌性髄膜炎後の両側高度感音難聴に対して，人工内耳手術の方針となる．CBCTでは左蝸牛に軽度の石灰化病変が疑われたが，MRI検査では明らかに左蝸牛の信号が低下しており蝸牛内骨化もしくは線維化と考えられた（図4）．画像所見をもとに，右耳に人工内耳植込みを行った．

2．人工中耳

先天性外耳道閉鎖症のように手術による聴力改善が困難な病態や，炎症のコントロールのために複数回の手術を受けながら十分な聴力改善が得られない難治性中耳炎などが，人工中耳手術の候補となる．特に後者では，度重なる手術による外耳道の形態異常や，持続する耳漏のために，通常型の補聴器では十分な満足度が得られないことも少なくない．VSB® は，補聴器適合が十分に得られない中～高度の伝音・混合性難聴が適応で，補聴器と人工内耳の間を埋めるデバイスと位置づけられる．2016年に保険収載となったVORP 502は術後のMRIは禁忌とされていたが，2017年秋に認

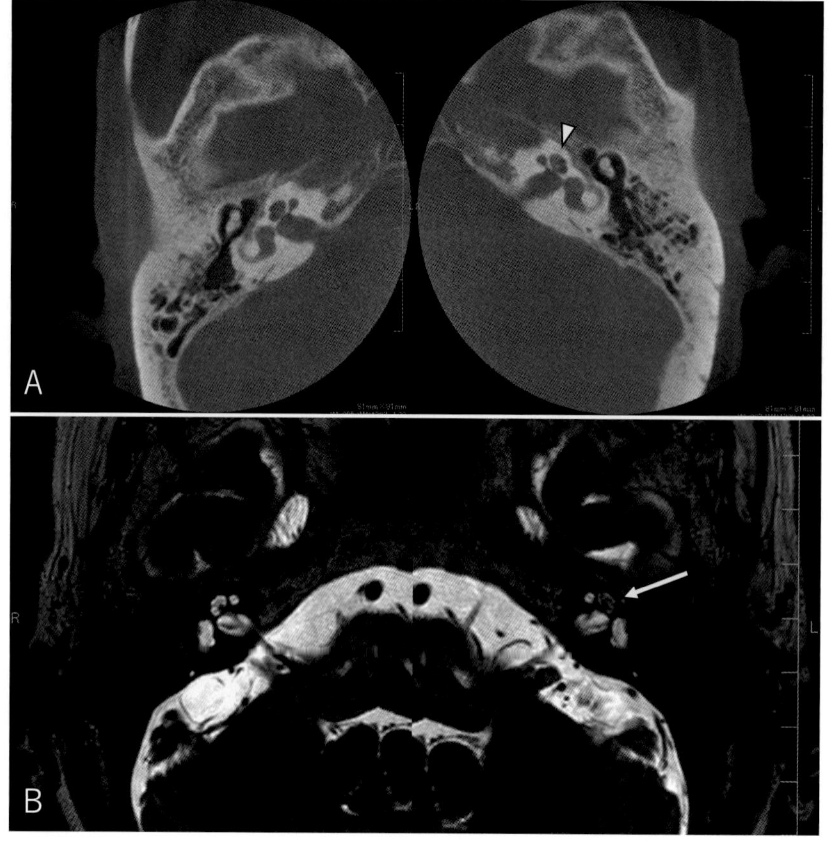

図 4.
細菌性髄膜炎後
A：CBCT では左蝸牛にわずかな石灰化病変(矢尻)を認める
B：MRI では左蝸牛の信号低下(矢印)が明らかである

可された新型インプラント VORP503 では，1.5T までの MRI が撮影可能となった．ただし，同側側頭部には信号欠損が生じる問題は残されている．

VSB® 手術では，振動子である floating mass transducer(FMT)をアブミ骨もしくは正円窓に留置する方法がある[4)5)]．いずれの設置方法を選択するにせよ，中耳根治術後の open cavity へ VSB® 手術を行う場合，術後に導線が外耳道へ逸脱するリスクが高いため，外耳道後壁が削除されているような症例では，後壁再建や外耳道閉鎖などの術式を併用し，導線逸脱のリスクを軽減することが必要となる[6)]．先天性外耳道閉鎖症が対象となる場合は，アブミ骨の固着や形態異常，また顔面神経の前上方への走行異常のためにアブミ骨への FMT 装着が困難な症例も少なくない．鼓室洞が大きく発達している症例では，顔面神経の後方から正円窓に到達する retrofacial approach[7)]を選択することで VSB® 手術が可能となるが，術前に CT 検査で十分な検討が必要である．人工中耳手術の実行の可能性を術前に評価できるグレーディングシステムが Frenzel ら[8)]によって報告されており参照されたい．

症例 5：60 歳，女性

幼少期に両中耳手術歴あり．右耳は耳漏反復や耳後部瘻孔開存のため気導補聴器は装用できず，左補聴器に頼って生活を送っていた．CT では外耳道後壁が削除された根治腔を認め，耳後部瘻孔も確認される(図5)．VSB® 手術へ向けての準備手術として，temporoparietal fascia flap(TPFF)を用いた右外耳道閉鎖および耳後部瘻孔閉鎖を行い，その 7 か月後に VSB® 手術を施行した．

症例 6：17 歳，男性

両側先天性外耳道閉鎖症であり，生後半年より骨導補聴器装用開始となる．左耳は 2 回の外耳道・鼓室形成術を行ったものの安定した聴力経過は得られず，右耳へ人工中耳手術の方針となった．Frenzel らのグレーディングシステムでは 7 点と通常の人工中耳手術は難しいことが予想されたが，CT 検査で顔面神経後方内側にスペースが

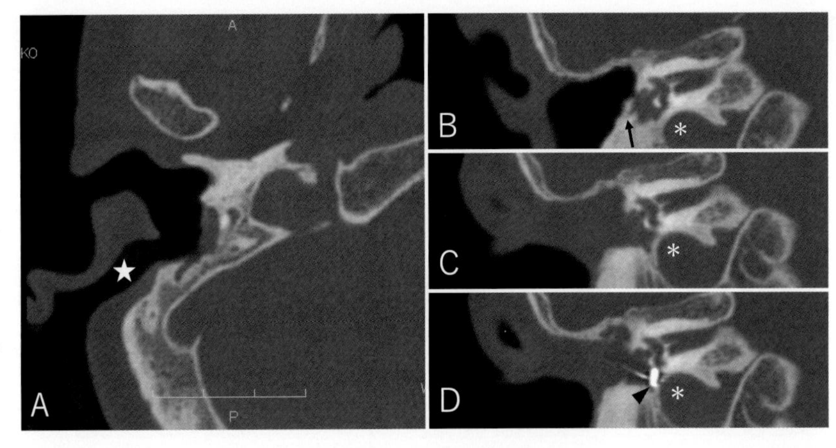

図 5.
根治術後症
A：右耳後部瘻孔が開存し(星印)鼓膜の全面癒着を認めた
B：当科初診時で根治術後の状態．鼓室は骨性閉鎖されている(矢印)
C：準備手術として TPFF を用いた外耳道閉鎖術を施行
D：VSB® の振動子(矢尻)が正円窓窩に留置されている
＊：頸静脈窩

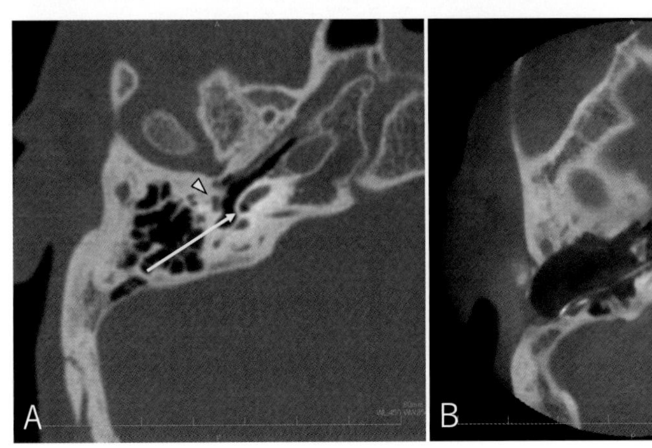

図 6.
先天性外耳道閉鎖症
A：顔面神経の走行異常(黄矢尻)と発達した鼓室洞があり，retrofacial approach (矢印)を選択した
B：術後 CT では顔面神経後方の削開部から導線が入り，振動子(黒矢尻)が正円窓窩に留置されている

あることを確認し，retrofacial approach を選択した(図 6)．

3．骨導インプラント(Baha®, BONEBRIDGE®)

対象患者は前述の人工中耳と同様であるが，適応となる骨導閾値平均 45 dB は VSB® よりも低く設定されている．骨導インプラントは，術中に中耳操作が不要であるため，術前の骨導聴力を確実に温存できる点で優れているが，音質に関しては，VSB® のほうが良好であることが示されている[9]．インプラントに適した骨厚や縫合線の位置を術前に評価することで，実際の植込み位置を決定していく作業が必要となり，ここで有用なのが CBCT である．具体的には，植込むことが予想される側頭部皮膚にマジックで印を付け，同部に放射線非透過性マーカーをテープで固定したうえで，CBCT を撮影し，この情報を元に，植込み位置や皮切位置の最終決定を行っている．BONEBRIDGE® に関しては，FMT を固定するために，直径 18.2 mm で最低 3.5 mm の深さの骨床を作成する必要がある．十分な骨厚が確保できるかのみではなく，側頭骨の内側には S 状静脈洞や導出静脈も存在するため，血管との位置関係も重要となる．

症例 7：9 歳，男児

出生後，右先天性外耳道狭窄症，左先天性外耳道閉鎖症の診断となり，右耳に気導補聴器を装用して生活していた．Baha® や軟骨伝導補聴器の試聴を行い，装用効果は良好に得られるも，ハウリングの問題で常時装用には至らず，左耳へ BONEBRIDGE® 手術の方針となった．CBCT で S 状静脈洞や導出静脈の位置を確認し，骨厚も考慮したうえで植込み位置をシミュレーションし(図 7)，振動子の植込み部位を決定した．

おわりに

近年は，難聴病態に応じて様々な人工聴覚器のオプションを提示する機会が増えてきた．その際，患者の聴力や中耳・内耳の状態によってどの

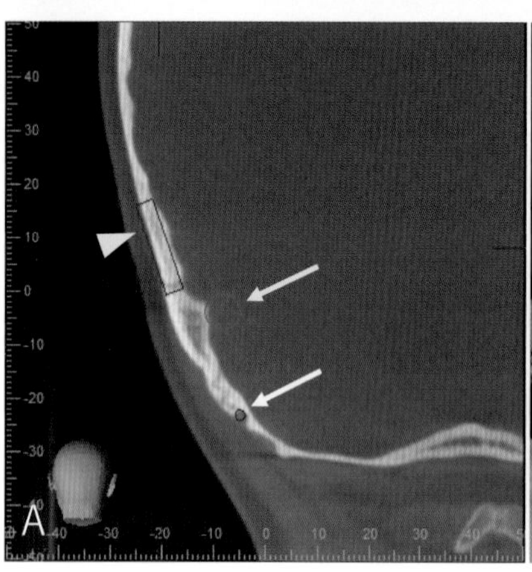
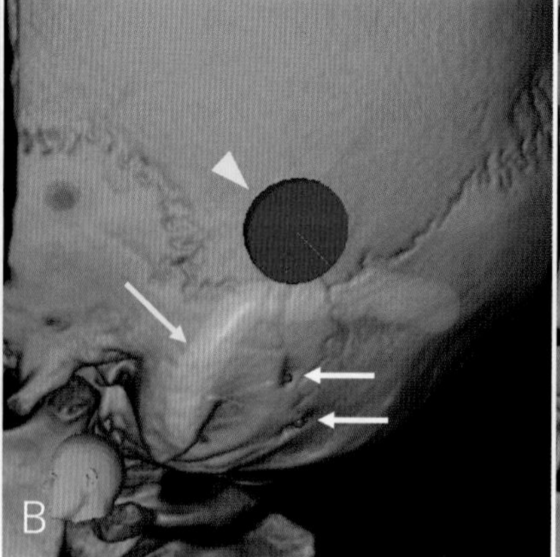
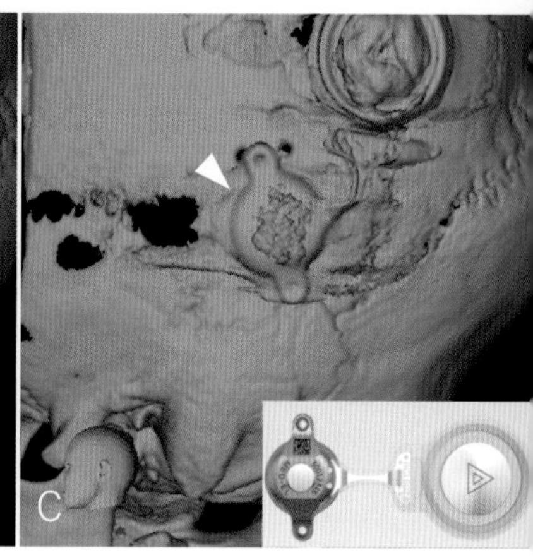

図 7. 先天性外耳道閉鎖症

A：術前の CBCT 画像上で振動子のテンプレート(黄矢尻)を任意の位置に設定し，骨床が確保できる部位を決定する

B：S 状静脈(黄矢印)や導出静脈(白矢印)との位置関係を確認しておく

C：術後の CBCT では，想定した位置に振動子(白矢尻)が固定されていることがわかる

人工聴覚器を選択すべきか適切に判断することが必要であり，術前の画像評価が術側やデバイス選択の一端を担うことも多い．画像検査機器の特性を理解し，目的に合わせた画像診断を行い，患者の聴覚改善と QOL の向上を実現することが耳鼻咽喉科医としての責任であると考える．

文　献

1) Sennaroglu L, Saatci I：A New Classification for Cochleovestibular Malformations. Laryngoscope, **112**：2230-2241, 2002.

2) Sennaroglu L, Bajin MD：Classification and Current Management of Inner Ear Malformations. Balkan Med J, **34**：397-411, 2017.

Summary 内耳奇形について形態により分類し，それぞれの奇形に対する聴覚補償の手段や人工内耳術後の聴覚成績についてまとめられている．

3) Nadol JB Jr, Xu WZ：Diameter of the cochlear nerve in deaf humans：implications for cochlear implantation. Ann Otol Rhinol Laryngol, **101**：988-993, 1992.

4) Luers JC, Hüttenbrink KB, Zahnert T, et al：Vibroplasty for mixed and conductive hearing loss. Otol Neurotol, **34**：1005-1012, 2013.

Summary 過去に報告された伝音・混合性難聴に対する人工中耳手術のデータがまとめられている．

5) 松田圭二，東野哲也，神崎　晶ほか：伝音・混合性難聴に対する FMT 正円窓留置による VIBRANT SOUNDBRIDGE の効果．日耳鼻会報, **119**：37-45, 2016.

6) 山田悠祐，我那覇　章，後藤隆史ほか：当科における Vibrant Soundbridge19 症例の検討．Otol Jpn, **31**：1-8, 2021.

7) Ikeda R, Hidaka H, Murata T, et al：Vibrant Soundbridge implantation via a retrofacial approach in a patient with congenital aural atresia. Auris Nasus Larynx, **46**：204-209, 2019.

8) Frenzel H, Sprinzl G, Widmann G, et al：Grading system for the selection of patients with congenital aural atresia for active middle ear implants. Neuroradiology, **55**：895-911, 2013.

Summary 先天性外耳道閉鎖症の児に対する人工中耳手術の実行の可能性を予測できるグレーディングシステムを新たに作成し，Jahrsdoerfer スコアと比較してより正確に評価可能であったと結論されている．

9) 岩崎　聡，高橋優宏：先天性外耳道閉鎖症に対する人工中耳手術：術式の選択とその手技について．Otol Jpn, **29**：39-43, 2019.

MB ENT, 277：25-30, 2022

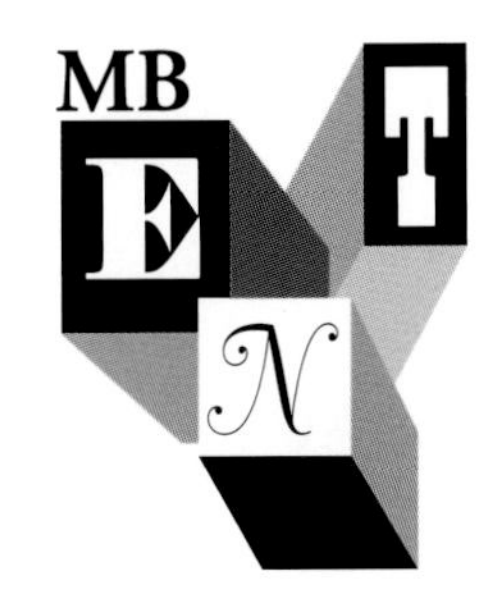

◆特集・どうみる！頭頸部画像―読影のポイントと pitfall―

嚥下障害・音声障害を起こした症例の画像をどうみる！

室野重之*

Abstract 嚥下障害や音声障害はよく遭遇する症候であり，喉頭内視鏡による観察や嚥下内視鏡検査がその中心となる．さらに，嚥下障害診療ガイドライン，音声障害診療ガイドラインには簡易な評価法や機能検査が記されており，有用である．しかし，嚥下障害，音声障害とも病態は多岐にわたり，ガイドラインに記載の診断法以上に画像診断を必要とすることも多い．音声障害では反回神経麻痺によるものであれば，甲状腺癌やその転移リンパ節，大動脈瘤，食道癌や肺癌などの鑑別が必要となる．嚥下障害では，癌や憩室などの食道病変の鑑別が必要となる．また，神経筋疾患でも高率に嚥下障害を認めるため，その特徴を知ることも重要である．一方，迷走神経や他の下位脳神経との複合の麻痺では嚥下障害，音声障害ともにきたすことが多く，脳幹の病変や頸静脈孔の腫瘍をはじめとする病変が鑑別となる．これらの様々な病態を適切に診断するためには，造影 CT や MRI，嚥下造影検査などの画像診断が有用である．

Key words 嚥下障害(dysphagia)，音声障害(voice disorder)，画像診断(diagnostic imaging)，反回神経麻痺(recurrent nerve palsy)，頸静脈孔(jugular foramen)，気管傍リンパ節(paratracheal node)

はじめに

嚥下障害や音声障害は日常診療でよく遭遇する症候である．そのような症状の患者が来たら，まず喉頭内視鏡による観察を行い，嚥下障害では必要に応じて嚥下内視鏡検査も行うであろう．

日常の診療では，嚥下障害においては嚥下障害診療ガイドラインを，音声障害においては音声障害診療ガイドラインを参考にすることが可能である．検査と診断に該当する項目をみると，嚥下障害診療ガイドラインでは，問診，精神機能・身体機能の評価，口腔・咽頭・喉頭などの診察，嚥下機能評価のための簡易検査，嚥下内視鏡検査，嚥下造影検査が挙げられており，音声障害診療ガイドラインでは，問診，聴覚心理的評価，自覚的評価，内視鏡検査，空気力学的検査，ボイスプロファイル，音響分析，喉頭筋電図が挙げられている[1)2)]．

問診に始まり，簡易的な評価，一般的な診察，さらに専門的な診察という流れであるが，この中で画像検査に該当するものは嚥下造影検査である．嚥下造影検査は，嚥下の口腔期，咽頭期，食道期のすべてについて，嚥下障害の病態を詳細に評価することができ，誤嚥の程度や，食道入口部開大の状況など，嚥下内視鏡検査では観察できない項目を評価することができる[1)]．しかし，嚥下機能の評価ばかりに気をとらわれると，思わぬ落とし穴に陥る可能性もあるので注意が必要である．

本稿では，嚥下造影検査で注意したい点や，嚥下障害や音声障害で CT，MRI などの画像検査が必要となる場面，その読影のポイントと pitfall について，症例を提示しながら概説したい．

* Murono Shigeyuki，〒960-1295 福島県福島市光が丘 1 番地　福島県立医科大学医学部耳鼻咽喉科学講座，教授

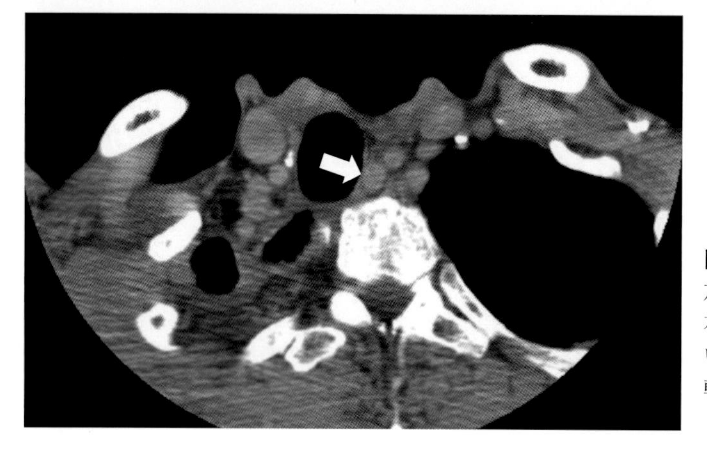

図 1.
左声帯麻痺の症例の頸胸部造影 CT
右肺の手術後であり気管は右へ偏位している．微小甲状腺癌の気管傍リンパ節への転移(矢印)が左声帯麻痺の原因であった

音声障害の画像診断におけるポイントと pitfall

音声障害といってもその病態は多岐にわたるが，必須検査である喉頭内視鏡検査において，①一見正常なもの，②目に見える異常(声帯運動を除く)のあるもの，③声帯運動が不良なもの，に大別される．①は痙攣性発声障害や心因性失声症などが代表的であり，音声障害の視点からは画像検査の対象とはなりにくい．②は声帯結節や声帯ポリープ，ポリープ様声帯などの非腫瘍性良性疾患，喉頭乳頭腫などの良性腫瘍，さらに喉頭癌などの悪性腫瘍が該当する．これらの中で，さらなる画像検査を要するものは，治療のために病変の進展の把握が必須な悪性腫瘍や一部の良性腫瘍となろう．音声障害の視点，というよりも腫瘍学的な画像診断となるため，ここでは割愛する．③は声帯麻痺が代表的で，原因として反回神経麻痺や迷走神経麻痺などが考えられる．なぜそのような麻痺をきたしているのか，画像検査による精査が必要である．その際，頭蓋底から大動脈弓レベルまで評価しなければならない．

症例 1：62 歳，男性．左声帯麻痺が観察される

右肺の手術歴(悪性ではない)がある．甲状腺左葉には腺内にとどまる 10 mm 未満の腫瘤を 1 つ認めた．頸部造影 CT では，右肺の手術の影響で気管が右へ偏位しているが，椎体の前面に気管傍リンパ節がみられる(図 1)．甲状腺癌と診断し手術を行ったが，術中所見でもこのリンパ節が左反回神経へ浸潤していることが確認された．

この症例では小さいながらも甲状腺に原発巣がみられたが，潜在癌であるにもかかわらず気管傍などのリンパ節転移を認めることもある．決して大きくない気管傍リンパ節でも反回神経への浸潤を生じて声帯麻痺をきたすことがある点に注意しなければならない[3]．また，反回神経麻痺を契機に食道癌や肺癌が診断されることもある．

症例 2：80 歳，男性．左声帯麻痺が観察される

原因検索のため頸胸部造影 CT を施行した．大動脈遠位弓部に大きな動脈瘤がみられる(図 2)．大動脈弓レベルまで評価するという鉄則を忘れなければ，容易に診断できる症例である．なお，反回神経麻痺をきたした胸部大動脈瘤 9 例の検討では，麻痺を起こす瘤の大きさ(平均 64 mm)は，破裂の危険性の高い瘤の大きさ(60 mm)とほぼ同等であるとの報告があり，速やかな対応が望まれる[4]．

嚥下障害の画像診断におけるポイントと pitfall

嚥下障害もその病態は多岐にわたる．喉頭内視鏡検査では器質的な病変を見出せないが，嚥下障害の訴えのある場合は多い．単なる加齢の影響などのこともあれば，神経筋疾患によることもある．また，喉頭内視鏡検査で観察し得る範囲外に器質的な病変を認めることもあり，食道癌が代表的である．

神経筋疾患では嚥下障害を認めることが少なくないが，嚥下造影検査以外の画像検査の意義は定かではない．皮膚筋炎は経過中に 12～60％の症例

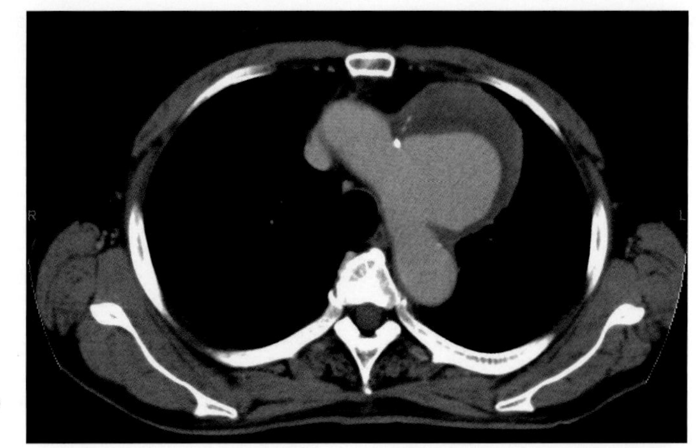

図 2.
左声帯麻痺の症例の胸部造影CT
大動脈弓部に大きな動脈瘤を認める

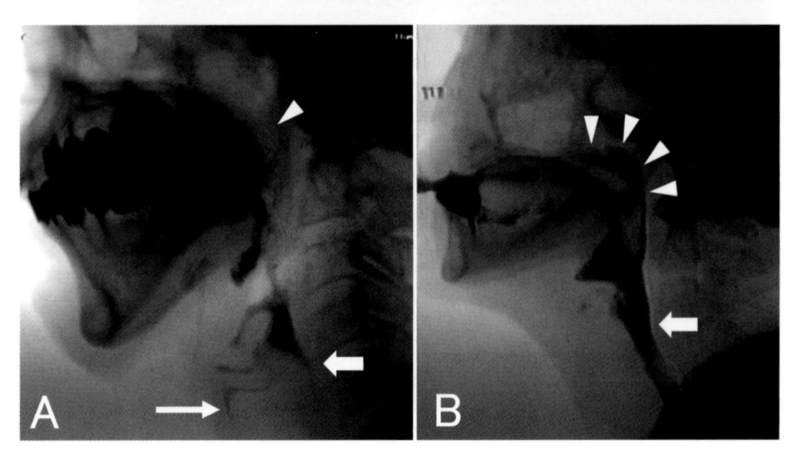

図 3.
嚥下障害を訴える皮膚筋炎の症例の嚥下造影検査
A：症例3の嚥下造影検査．食道入口部の開大が不良で造影剤の通過が悪く(矢印)，誤嚥も認められる(細矢印)が，鼻咽腔逆流はみられない(矢尻)
B：別の症例の嚥下造影検査．鼻咽腔逆流を認めるが(矢尻)，食道入口部の開大不全は目立たない(矢印)
(A，Bともに文献8より転載)

で嚥下障害が認められるが，2〜4％は嚥下障害で発症するといわれている[5]．筋萎縮性側索硬化症(amyotrophic lateral sclerosis；ALS)では病期により異なるが高率に摂食・嚥下障害をきたす．球症状で初発することもあるため注意を要する．木村は150例のALSの進展様式の解析から，球症状が初発症状であったのは32例と報告している[6]．自験の19例のALS(球症状あり14例と球症状なし5例)の診断時における嚥下造影検査では，舌運動障害や口腔内残留など口腔期の障害は球症状の前からみられていた一方，咽頭期では，咽頭収縮の減弱や梨状陥凹の残留は球症状の前から，喉頭挙上の障害は球症状とともに観察されたが，食道入口部の開大は球症状があっても保たれている傾向であった[7]．

症例3：57歳，女性．梨状陥凹の泡状唾液貯留が観察される

皮膚筋炎の診断はすでについている症例で嚥下障害の訴えがあった．喉頭内視鏡検査では，両側梨状陥凹に泡状の唾液貯留が目立った．嚥下造影検査では食道入口部の開大不全があり，誤嚥も観察されたが，鼻咽腔逆流はみられなかった(図3-A)[8]．

皮膚筋炎では，咽頭筋の筋力低下や輪状咽頭筋の線維化による食道入口部の弛緩不全により食道への送り込み障害が生じる．また，口蓋筋の筋力低下では鼻咽腔逆流も生じる．嚥下障害の訴えのある自験の13例の皮膚筋炎の嚥下造影検査では，咽頭残留が11例，鼻咽腔逆流が4例で観察された(図3)[8][9]．

症例4：80歳，男性．梨状陥凹の泡状唾液貯留が観察される

2か月前からの飲み込みにくさを主訴に受診した．喉頭内視鏡検査では梨状陥凹に泡状の唾液貯留が特に左で目立っていた．嚥下造影検査では特に食道の左側でバリウムの通過が悪く，その辺縁

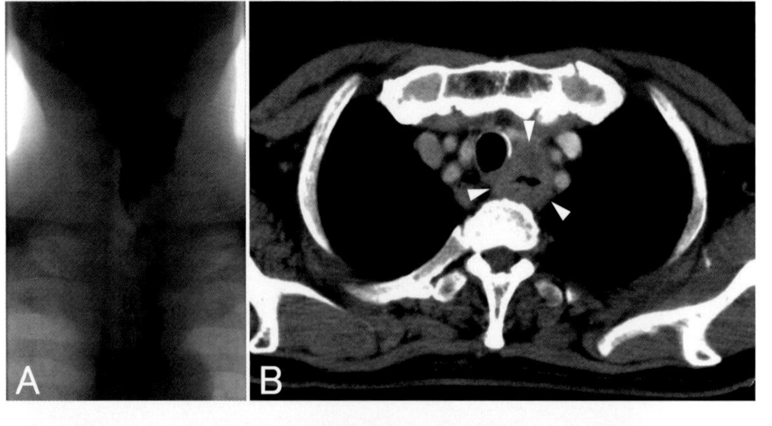

図 4.
飲み込みにくさを訴えて受診した症例の嚥下造影検査(正面像)(A)と頸胸部造影 CT(B)
A：嚥下造影検査(正面像)では，特に食道の左側でバリウムの通過が悪いことがわかる
B：頸胸部造影 CT では，食道に造影効果が不均一な肥厚があり，食道癌が疑われる所見である

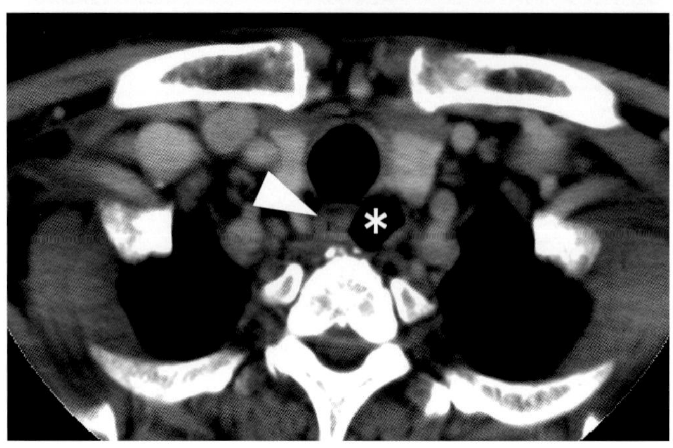

図 5.
のどの通りにくい感じを訴えて受診した症例の頸胸部造影 CT
甲状腺左葉の背側で食道(矢尻)の左側に接するような air density の 2 cm 程度の構造物(＊)を認めた．食道憩室を疑う所見である．本症例では内容物は観察されていない

が不整であることから食道外からの圧迫というより食道癌を疑う像であった(図 4-A)．頸胸部造影 CT では食道壁は不均一に造影される肥厚を示しており，精査の結果食道癌と診断された(図4-B)．

つかえ感や固形物が通りにくいなどの症状の場合や梨状陥凹の唾液貯留が目立つ場合には，食道の病変に注意が必要である．嚥下造影検査では咽頭の所見ばかりに気をとらわれず，食道もしっかり観察しなければならない．食道壁肥厚の CT 所見は尾尻の総説が参考になる[10]．

症例 5：68 歳，男性．咽喉頭所見に特記すべきことなし

胃カメラを受けた際に通りにくいと言われたのを機に，のどの通りが悪く感じるようになった．喉頭内視鏡検査では著変なく，内視鏡の梨状陥凹の通過も問題なかった．頸胸部造影 CT では甲状腺左葉の背側で食道の左側に接するような air density の 2 cm 程度の構造物を認めた(図 5)．食道憩室が疑われ胃カメラを行ったところ，Zenker 憩室の診断となった．症状に乏しく，残念ながら嚥下造影は施行されていない．もとの症状との関連は定かではないが，嚥下困難をきたす例もあり，鑑別疾患として忘れてはならない[11)12)]．

混合性喉頭麻痺の画像診断における ポイントと pitfall

声帯麻痺に他の主に下位脳神経の麻痺を合併するものは混合性喉頭麻痺と呼ばれてきた．嚥下障害，音声障害ともにきたすことが多い．水痘・帯状疱疹ウイルス(varicella zoster virus；VZV)によるものもあれば，延髄の脳血管障害や腫瘍性病変，頸静脈孔の腫瘍を主とする病変など原因は様々である．画像検査では，延髄や頸静脈孔部に所見がないか注意が必要である．

VZV によるものは，発症が急で痛みを伴うことが多く，喉頭内視鏡検査で咽頭や喉頭に粘膜疹が観察されることも少なくなく，疑うことは比較的容易である．この疾患自体の画像検査の意義は乏しいかもしれないが，造影 MRI で神経の軽度腫

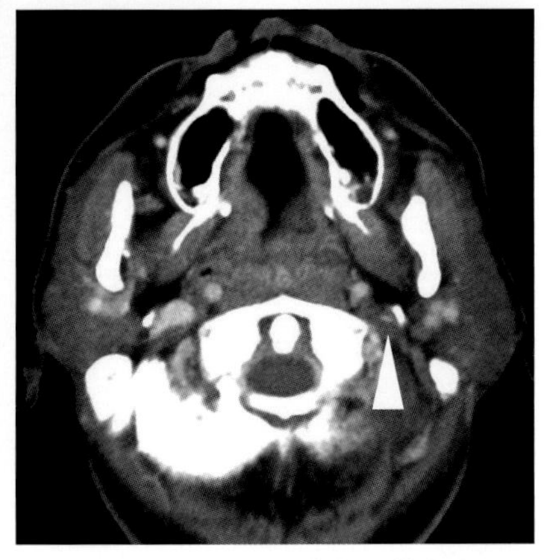

図 6. 左声帯麻痺と左軟口蓋麻痺の症例の頸部造影 CT
左頸静脈孔の尾側で内頸静脈の狭小化と周囲組織の肥厚があるようにもみえる(矢尻)

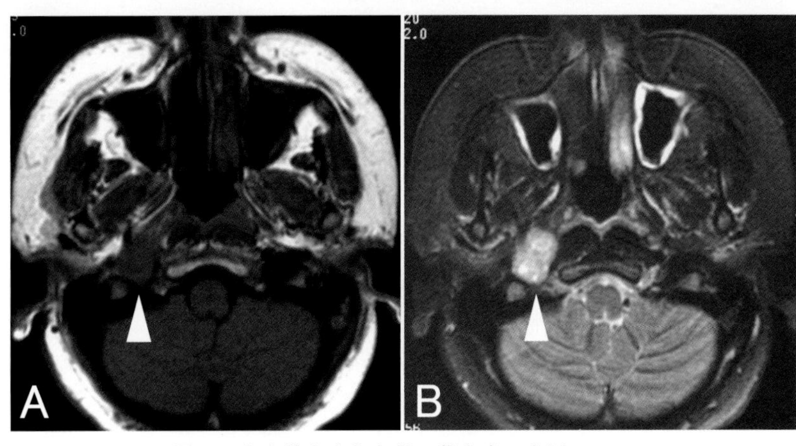

図 7. 右声帯麻痺と右軟口蓋麻痺の症例の MRI
右頸静脈孔部で T1 強調像(A)で等信号，T2 強調像(B)で高信号の腫瘤を認める(矢尻)

大や造影増強効果を認める場合もある[13]．また，直接に関係しないかもしれないが，ウイルス感染症の域を超えての注意すべき所見が見出されることもある．延髄の出血や梗塞では発症が急であり，脳幹の MRI での評価が必要となる．

症例 6：76 歳，男性．左声帯麻痺と左軟口蓋麻痺

腎細胞癌(淡明細胞癌)の既往がある．主訴はのどのつかえ感と嗄声であり，VZV による混合性喉頭麻痺と診断し治療をした．造影 CT では左頸静脈孔の尾側で内頸静脈の狭小化が観察された(図 6)．明らかな静脈血栓症と周囲への炎症波及の像ではなく，本例での意義は定かではないが，筆者は以前に頸静脈孔に限局した血栓性静脈炎による混合性喉頭麻痺の症例を経験したことがある．また，本例では，頭頸部への転移も稀ではない腎細胞癌の既往がある[14]．そのため，腫瘤として描出され得ない程度の頸静脈孔部の微小な転移性腫瘍の可能性も完全には否定できない．

症例 7：38 歳，女性．右声帯麻痺と右軟口蓋麻痺

主訴は 3 か月前からの嗄声であり，MRI では頸静脈孔部に腫瘤を認めた(図 7)．詳細な経過は割愛するが，腫瘍が増大し，最終的に手術が行われ組織診断は神経鞘腫であった．頭蓋底レベルまで評価するという鉄則を忘れなければ，容易に診断できる症例である．下位脳神経の解剖と病変や，後頭蓋窩の孔や管に進展する腫瘍性病変の画像については，別の総説が詳しい[15][16]．

画像は自分で見ること・レポートの記載に留意すること

嚥下障害・音声障害に限ったことではないが，画像は自分で見なければならず，読影レポートだけに頼ってはいけない．読影レポートは放射線科医の視点でコメントされており有益であるが，複雑な頭頸部の解剖に精通している耳鼻咽喉科医の眼で見ることは重要である．読影レポートに記載されていないことがみえてくることも少なくない．

一方，読影レポートには関心領域以外のコメントが記載されることもある．たとえば，肺に結節がみられる，などである．近年，レポートの未読により，あるいは原疾患への対応にかかりきりとなることにより，関心領域以外の指摘された病変への対応がされず，肺癌などが進行してしまったという問題が報告されており，注意しなければならない．

おわりに

嚥下障害や音声障害の診療では，それら自体の評価に重きをおきがちであるが，原因を検索する必要がある．その際，器質的な異常を捉えるため

に画像検査は有用である．また，粗大な病変は適切にスキャン範囲を設定すれば容易に同定できるが，よく見ないと見逃してしまう原因病変や，直接原因にならないかもしれないが鑑別しておかねばならないような微小な病変を見出す場合もある．

文　献

1）一般社団法人日本耳鼻咽喉科学会（編）：嚥下障害診療ガイドライン2018年版．金原出版，2018．

2）日本音声言語医学会，日本喉頭科学会（編）：音声障害診療ガイドライン 2018 年版．金原出版，2018．

3）宮原　裕，鶴田至宏，佐藤武男ほか：傍気管リンパ節転移による反回神経麻痺をきたした不顕性甲状腺癌症例．耳鼻臨床，補**37**：305-309，1990．

4）Ishii K, Adachi H, Tsubaki K, et al：Evaluation of recurrent nerve paralysis due to thoracic aortic aneurysm and aneurysm repair. Laryngoscope, **114**：2176-2181, 2004.

Summary　反回神経麻痺をきたした胸部大動脈瘤9例を検討し，麻痺を起こす瘤の大きさ（平均64 mm）は，破裂の危険性が高いとされる60 mmとほぼ同等であることを見出した．

5）星野　功，岡本牧人：皮膚筋炎・多発筋炎における嚥下障害．耳鼻臨床，**90**：1163-1167，1997．

6）木村文治：筋萎縮性側索硬化症の病態進展様式と予後．臨床神経，**52**：1062-1065，2012．

7）Murono S, Hamaguchi T, Yoshida H, et al：Evaluation of dysphagia at the initial diagnosis of amyotrophic lateral sclerosis. Auris Nasus Larynx, **42**：213-217, 2015.

Summary　ALSの診断時における嚥下造影検査から，口腔期の障害は球症状の前から現れるが，食道入口部の開大は球症状があっても保たれる傾向を見出した．

8）室野重之：皮膚筋炎において嚥下障害に関連する自己抗体．耳鼻免疫アレルギー，**38**：25-27，2020．

9）Mugii N, Hasegawa M, Matsushita T, et al：Oropharyngeal dysphagia in dermatomyositis：associations with clinical and laboratory features including autoantibodies. PLoS One, **11**：e0154746, 2016.

10）尾尻博也：食道壁肥厚の画像診断．耳展，**59**：217-218，2016．

11）阿久澤暢洋：Zenker 憩室の一例～嚥下困難をきたす疾患のピットフォール～．日静脈経腸栄会誌，**34**：297-304，2019．

12）岩永光巨，亀崎秀宏，黒杉　茜ほか：頸部CTが診断の一助となった嚥下障害の２例―強直性脊椎骨増殖症・咽頭食道憩室―．千葉医学，**96**：9-13，2020．

13）山内英臣，尾尻博也：Ramsay-Hunt syndromeの画像所見と臨床．耳展，**60**：293-294，2017．

Summary　Ramsay Hunt 症候群における造影MRIでの所見が解説されている．下位脳神経症状を伴った例の画像も紹介されている．

14）櫛橋幸民，嶋根俊和，寺崎雅子ほか：腎摘出後26年で副咽頭間隙に転移を来した腎明細胞癌の１例．頭頸部外科，**25**：43-47，2015．

15）佐久間　亨：下位脳神経の解剖と病変．耳展，**44**：59-61，2001．

Summary　下位脳神経の病変の読影ポイントが解剖に基づいて解説されている．

16）成田賢一，尾尻博也，多田信平：後頭蓋窩の孔・管に進展する腫瘍性病変．耳展，**46**：502-505，2003．

MB ENT, 277：31-38, 2022

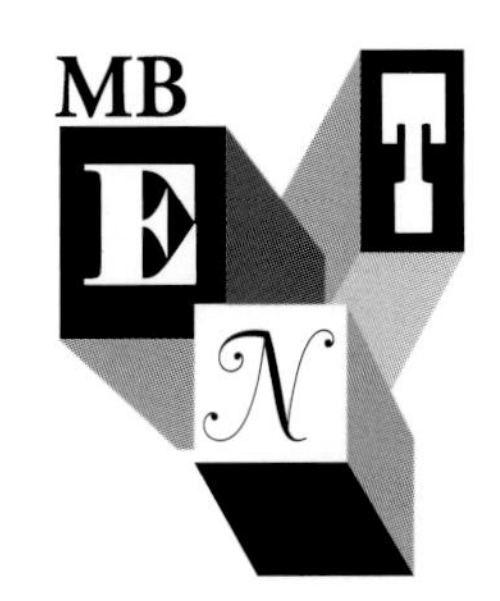

◆特集・どうみる！頭頸部画像―読影のポイントと pitfall―

突然の頸部腫脹をきたした症例の画像をどうみる！

宮丸　悟[*1]　折田頼尚[*2]

Abstract　突然の頸部腫脹をきたす疾患について，その画像所見を述べた．一般的には超音波検査か(造影)CT 検査を行うことになると思われるため，主にそれらについて解説した．

突然の頸部腫脹でまず留意すべきことは気道狭窄の有無の確認である．気道，全身状態を確認しながら，問診，バイタルサイン，喉頭ファイバースコープを含めた視診・触診による身体所見，血液検査などの結果を含めて総合的に判断して治療にあたる．また，迅速な処置が必要な疾患や悪性疾患の可能性を常に考える必要がある．患者は自身が気付いた時を起点とするため，以前から認めていたものを急に生じたと捉える可能性があることも念頭に置き，患者の訴えを丁寧に聴取して，正確な病態を把握することが必要である．

Key words　頸部腫脹(swelling of neck)，造影 CT(enhanced computed tomography)，超音波検査(ultrasound examination)，炎症性疾患(inflammatory disease)，膿瘍(abscess)

はじめに

頸部腫脹をきたす疾患は多岐にわたる．年齢，発生部位，病悩期間，増大速度などから疾患を絞り込んでいくことになるが，本稿では急速に頸部腫脹をきたし得る疾患について，その画像検査の特徴を述べる．疾患の概要やその他の検査所見，治療方法については他書を参考にされたい．

疾患の絞り込みにおいては，気道狭窄の有無を確認しつつ，手術など緊急の対応を要する疾患を見逃さないこと，悪性腫瘍を見逃さないことが重要である．問診においては症状を自覚した時期が，実際に腫脹が存在していた時期とは異なる可能性があり，丁寧に経過を聞いていく必要がある．

発生期間と疾患の関係を表した Skandalakis の 7 の法則，すなわち“炎症性 7 日，腫瘍 7 か月，先天性疾患 7 年”は重要な概念である．数年前からの腫瘤は良性腫瘍，数か月前に発生した腫瘍は悪性腫瘍の可能性が高い．週あるいは日単位の発生過程は炎症性疾患をもっとも疑う．その他，嚢胞の感染や良性腫瘍の悪性転化，感染を伴う悪性腫瘍は一般的な増大速度とは異なるため，注意が必要である．

以下に臓器・部位別に各疾患の画像所見を述べる．突然の頸部腫脹では超音波検査か(造影)CT 検査を行うのが一般的と思われるため，主にそれらについて解説する．

頸部リンパ節

1．炎症性疾患[1)]

1）急性化膿性リンパ節炎

造影 CT においてリンパ節の腫大，増強効果亢進などとして認められるが，特異性は低い．進行するとリンパ節内に造影不良域が確認されたり，周囲軟部組織に蜂窩織炎や炎症性浮腫を伴うと周囲脂肪織の混濁や頸筋膜の肥厚などを認めたりするようになり，診断の一助となる．超音波検査では扁平もしくは類円形に腫大し，境界は明瞭で全

*1 Miyamaru Satoru，〒 860-8556 熊本県熊本市中央区本荘 1-1-1　熊本大学耳鼻咽喉科・頭頸部外科，講師
*2 Orita Yorihisa，同，教授

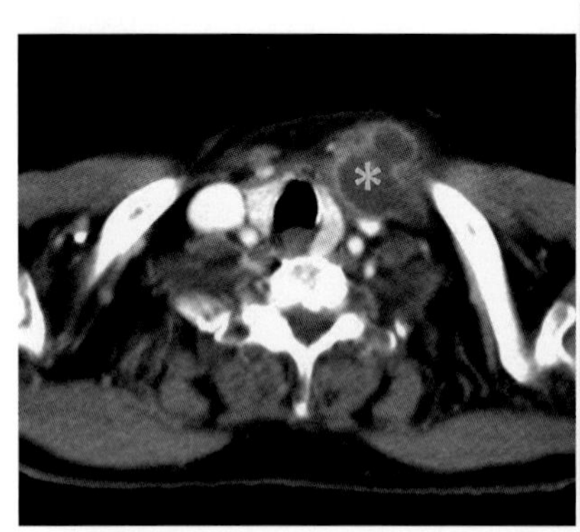

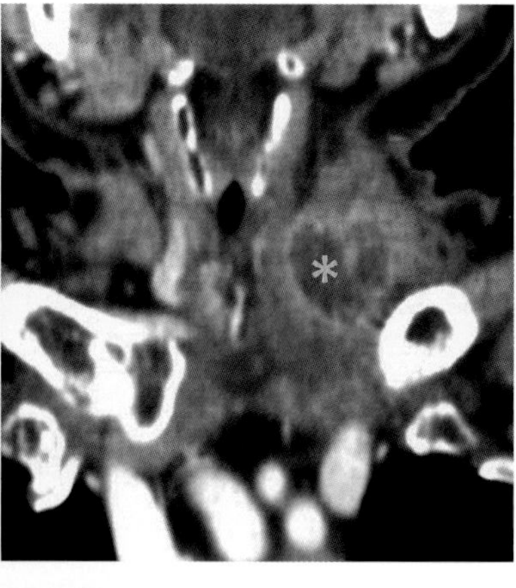

a | b

図 1.
結核性リンパ節炎症例の頸部造影 CT 所見
　a：軸位断像
　b：冠状断像
リンパ節内部の濃度低下と辺縁の増強効果を認める（＊）

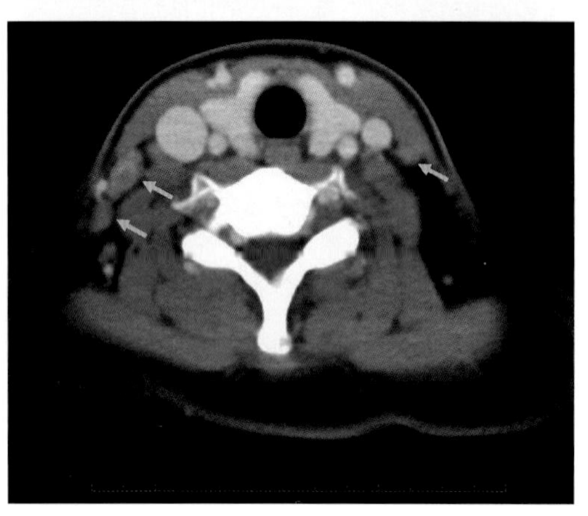

図 2. 菊池病症例の頸部造影 CT 所見
両側頸部に腫大リンパ節を認める（矢印）

体に低エコーとして描出される．通常リンパ節の長径と短径の比は増大せず楕円形を呈することが多いが，急性炎症では球形となる．リンパ節門の動静脈，結合織が線状から点状の高エコーの部分として確認されることが多い．リンパ節門に相当する高エコー領域が描出されれば，まず炎症性腫大と考えられる[2]．

カラードプラ法では，動静脈はリンパ節門部を介して流入出し，リンパ節炎では門部以外から動静脈が入ることはない[3]．一方，転移性リンパ節や悪性リンパ腫では腫瘤が増大するにつれ，動脈血流はリンパ節門を介せず直接リンパ節内に流入するようになり，鑑別診断に有用である[4]．

2）結核性リンパ節炎

結核の肺外病変でもっとも頻度が高い部位は頸部リンパ節であり，鎖骨上窩，後頸三角部に多いとされている[5]．初期にはリンパ節構造を保ちながら腫脹するため特異的な所見はみられないが，進行してリンパ節内の乾酪壊死を生じると超音波検査で内部が低エコー域となり，隣接するリンパ節同士が癒合する像がみられ，造影 CT で内部の低濃度・造影不良域を伴う[6]（図 1）．感染初期には悪性リンパ腫，その後は癌のリンパ節転移との鑑別を要する[7]．

3）亜急性壊死性リンパ節炎（菊池病）

主として頸部，それも多くは後頸部にみられ，腋下，鼠径，腹腔リンパ節にみられることはほとんどない[8]．超音波検査，CT では多発する内部均一なリンパ節病変が典型とされ，特異的な所見に乏しい（図 2）．悪性リンパ腫病変に類似するが，悪性リンパ腫よりも小さい傾向にあり，3～3.5 cm を越えないとされる[9]．カラードプラ法では，リンパ節門より内部に広がる動静脈が明瞭に観察されるようになる．

その他，伝染性単核球症や特殊感染によるリンパ節炎などが鑑別疾患として挙げられるが，特異的な画像検査所見は認めない．

2．転移性リンパ節

CT にていくつかの特徴的な所見が報告されている[10]．

「局所欠損・中心壊死」は転移性リンパ節のもっとも特徴的な画像所見で，造影 CT でリンパ節内の局所的低濃度領域として示される．壊死とリンパ節実質を置換した腫瘍細胞，またはその両者からなる．「節外浸潤」では辺縁不整，辺縁増強効果，周囲組織濃度の上昇を認める．原発部位のリンパ流出路に 3 個以上の境界不明瞭のリンパ節がある「集簇」は，悪性腫瘍リンパ節転移の可能性が高い．「形状」は転移性リンパ節が球形，正常または反応性リンパ節は楕円形，扁平とされる．「サイズ」については様々な報告があるが，定まった基準はなく，大きさだけでの鑑別は困難である．

頸部リンパ節転移診断はCTより超音波検査のほうが正確であるという報告もある．転移を示す所見としては，不均一な内部エコー，リンパ節門に相当する高エコー域の消失などがある．また，カラードプラ法やエラストグラフィー[11]を併用することで詳細な診断が可能とされている．

頭頸部扁平上皮癌以外のリンパ節転移として特徴的なものに，甲状腺乳頭癌が挙げられる．その所見は，石灰化，嚢胞形成・壊死性変化，高濃度，高度～中等度あるいは不均等な実質増強効果など多彩である．石灰化は治療前の扁平上皮癌の転移性リンパ節，悪性リンパ腫リンパ節病変では稀であり鑑別に有用な所見となる．石灰化には非造影CTの有用性が高い．嚢胞所見はもっとも特徴的な所見で，乳頭癌転移リンパ節全体の75％に認められる．HPVによる中咽頭癌および側頸嚢胞との鑑別が重要となる[12]．

いずれにしても，悪性腫瘍頸部リンパ節転移の確定診断は細胞学的検査，組織学的検査との併用が必須である．

3．悪性リンパ腫

超音波検査では内部低エコーでリンパ節門に相当する高エコー域を認め，その部位に切れ込みがあるようにみえる．類円形でリンパ節の縦横比は2より小さいことが多く，しばしば両側性で集簇傾向を示す[13]．

CTで典型的には，周囲の構造に対して浸潤よりも圧排傾向を主体とする比較的均一な内部性状を呈し，複数領域のリンパ節が腫大する．壊死を認めない3 cm以上のリンパ節を有する場合は悪性リンパ腫を考慮する．ただし，高悪性度の場合は内部壊死のため，内部の不均一性を認める場合もあり注意が必要である[14]．非典型例では時に嚢胞様・壊死様を呈したり，石灰化を含むことがある．リンパ節内の石灰化は治療後の悪性リンパ腫病変で多いとされる[15]．

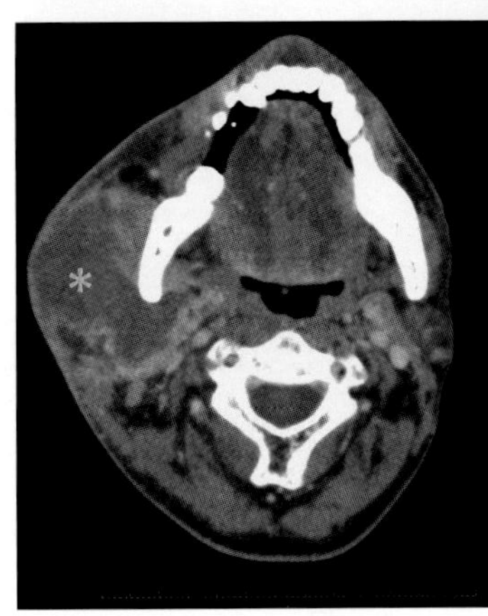

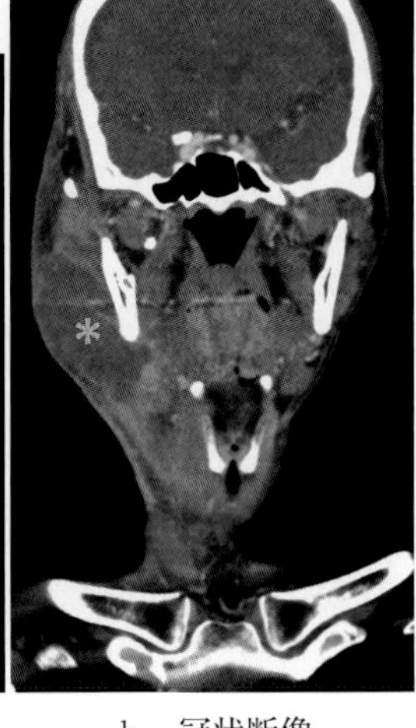

a．軸位断像　　b．冠状断像

図 3． 耳下腺膿瘍症例の頸部造影CT所見
辺縁の増強効果と内部の濃度低下を認める(＊)

唾液腺

1）唾液腺炎[16]

CTにおいて唾液腺の腫大，びまん性濃度上昇，周囲組織の混濁や浅頸筋膜の肥厚などの所見がみられ，造影CTにて腺実質の増強効果を示し，境界は明瞭にみられることが多い．炎症が軽度あるいは初期では増強効果，濃度・信号異常が軽微な場合もあり，注意を要する．膿瘍形成の有無は耳下腺では強靱な耳下腺咬筋筋膜で覆われていることから波動の触知が困難な場合が多く，画像診断が有効である．造影CTにて辺縁の増強効果を伴う低濃度域として描出される(図3)．

ウイルス性唾液腺炎は全身のウイルス感染と関連しており，両側性が75％を占め，他の唾液腺を含むこともある．これに対して唾石症由来の唾液腺炎は片側性が多く，超音波検査で音響陰影を伴う高エコー域として描出される．CTは唾石の存在・位置，中枢側唾液腺管拡張の有無の確認に有用であるが，歯冠によるアーチファクトの影響を受けやすい．単純X線検査でも唾石陰影を認めるが，約20％はX線透過性を示す[17]．

甲状腺

1）未分化癌，悪性リンパ腫

甲状腺疾患は他稿に挙げられているが，橋本病やバセドウ病の急性増悪，嚢胞の感染，未分化癌，

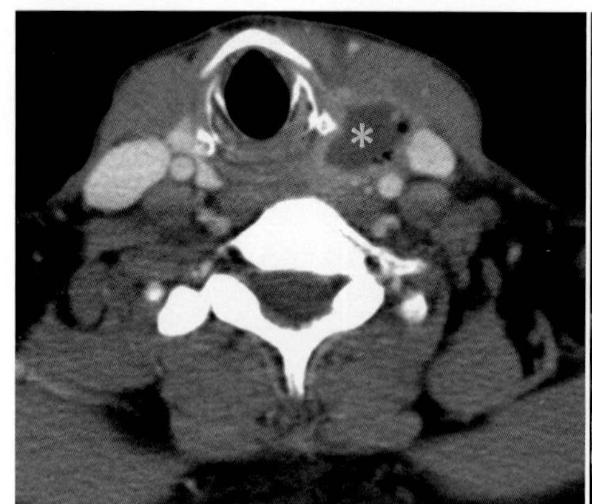

a．軸位断像

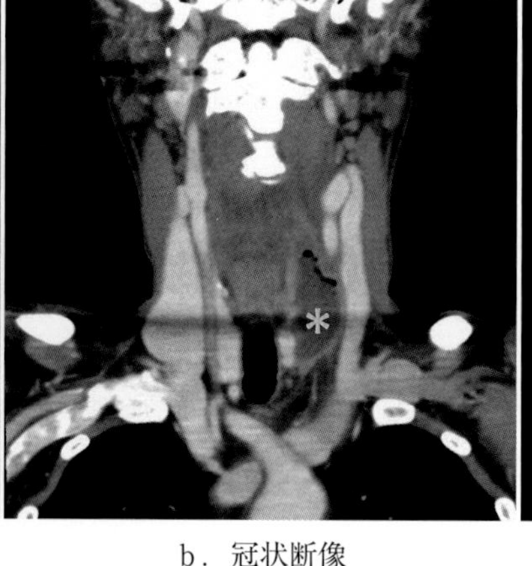

b．冠状断像

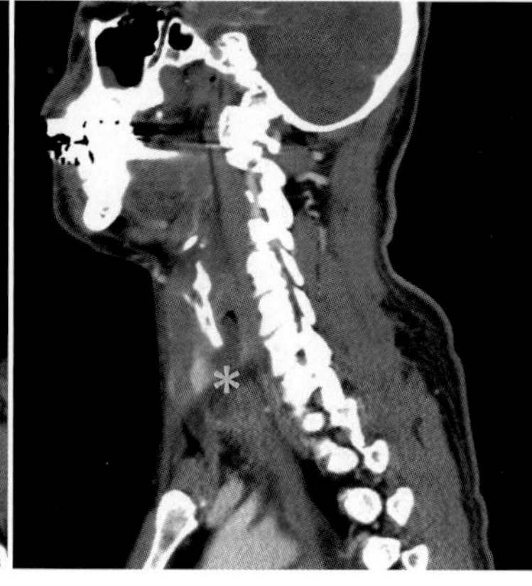

c．矢状断像

図 4． 下咽頭梨状陥凹瘻症例の頸部造影CT所見
airを含む低吸収域とその周囲の増強効果を認める(＊)

悪性リンパ腫では急激な甲状腺の腫脹をきたし，気道緊急の状態になり得る．このため後2者の悪性腫瘍についてのみ記載する．両者の鑑別は臨床症状からは困難である．画像所見としては，未分化癌ではCTにて周囲臓器への浸潤が著明で，リング状の石灰化を認めることもある[18]．悪性リンパ腫では内部は比較的均一で甲状腺実質に比べて低吸収域となる．石灰化を認めないことが多い．超音波検査ではびまん性腫大，辺縁の凹凸，エコーレベルの不均一な低下といった慢性甲状腺炎の所見に加えて，限局した低エコー腫瘤を認める[13]．

甲状腺癌による気道狭窄では体外式膜型人工肺(extracorporeal membrane oxygenation；ECMO)[19]下での気管切開の報告があるのに対して，悪性リンパ腫ではステロイド投与による縮小効果によって気管切開を免れられるとの報告がある[20]．一般に成人の気管径は13～20 mmであり，気管径が半分以下，あるいは4～5 mm以下になると呼吸困難が生じると考えられている[20]．体位変動の影響や気管内分泌物により測定値以上に気管狭窄が増悪している可能性も考えられるので，呼吸困難などの自覚症状も含めて判断することが望ましい．

下咽頭梨状陥凹瘻[21]

発生の過程で遺残した瘻管が感染経路となり，その周囲組織に細菌感染を生じる疾患である．開口部が梨状陥凹であることより，第3・4・5咽頭嚢のいずれかが瘻管の由来であると推定されている．症状としては前頸部の腫脹や疼痛が典型的であり，前頸部の膿瘍や急性化膿性甲状腺炎を併発する．

本疾患の90％は左側発生例であるため，前頸部左側を中心にした頸部感染症では本疾患を考慮に入れる．造影CTでは瘻管がair像として描出される場合もある．頸部膿瘍を併発している症例では，膿瘍周囲が造影され，中心部が低吸収域を示す(図4)．また，急性化膿性甲状腺炎を併発している症例は甲状腺内の全体に低吸収域の蜂窩織炎像もしくは上記と同様の膿瘍の所見を示す．

梨状陥凹瘻の確定診断を得るためには下咽頭食道造影検査で瘻管の存在を確認することが不可欠である．典型的には正面像で梨状陥凹より下方へ伸びる瘻管として造影される(図5)．しかし，炎症の強い時期には造影剤が瘻管内に進入せず瘻管が描出されないため，注意が必要である．また，瘻管内腔が十分に造影されず，5 mm以下の陥凹として描出される症例では，正常例でも似たような所見を呈する場合もあるため注意を要する[22]．

全身麻酔下の直達喉頭鏡では，瘻管の多くがクレーター状や漏斗状の陥凹部，もしくは陥凹を伴った粘膜のヒダから開口している(図6)．

深頸部感染症(深頸部膿瘍)[23)24]

病態を的確に判断し，迅速に対処するためには造影CTが特に重要な役割を担う．膿瘍形成例では膿瘍の周囲が造影され，中心部が低吸収域とな

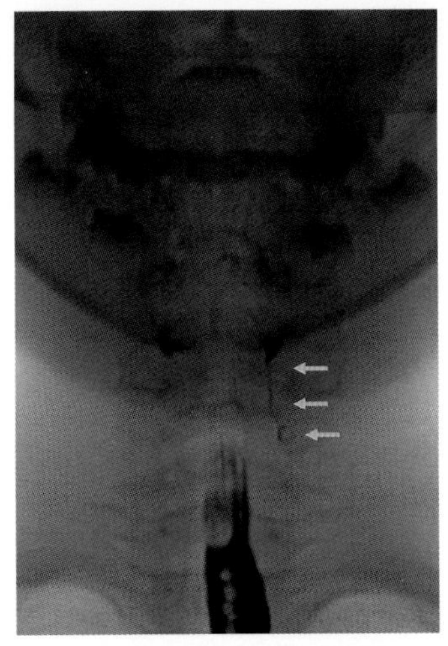

図 5. 下咽頭梨状陥凹瘻症例の下咽頭食道造影検査所見
左梨状陥凹から下方に伸びる瘻管が造影される(矢印)

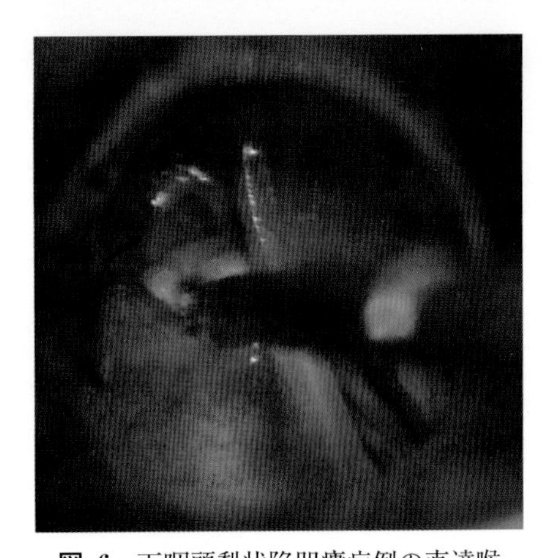

図 6. 下咽頭梨状陥凹瘻症例の直達喉頭鏡所見
左梨状陥凹に瘻孔の開口部がクレーター状の陥凹として認められる(矢印)

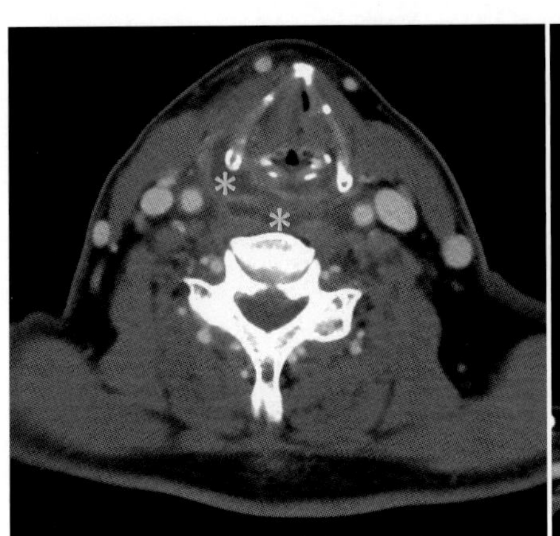

a．軸位断像

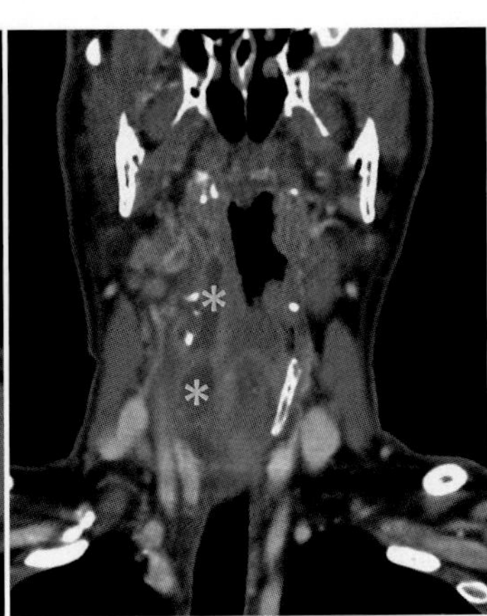

b．冠状断像

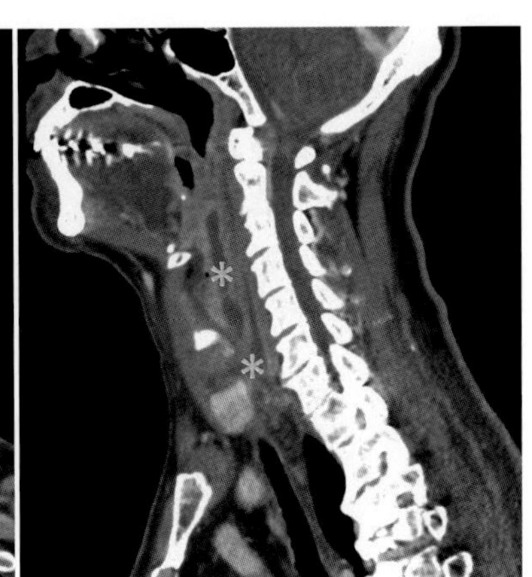

c．矢状断像

図 7. 深頸部膿瘍症例の頸部造影 CT 所見
周囲が造影され，中心部が低吸収域となった膿瘍(＊)を認める

る(図 7)．これに対し，蜂巣炎では造影剤による辺縁増強効果はみられない．膿瘍か蜂巣炎かの鑑別の他に，進展範囲の特定，原因疾患の特定，ガス産生菌によるガスの有無の確認，気道閉塞や縦郭炎，内頸静脈血栓症などの合併の確認も必要である．軸位断だけでなく，冠状断，矢状断画像も再構成する．また，治療の際の安全で的確な排膿ルートの決定にも有用である．超音波検査では膿瘍腔が低エコー像として描出され，穿刺(排膿)の際のガイドとして非常に有用である．

ガス産生菌はグラム陽性桿菌であるクロストリジウム属とそれ以外の非クロストリジウム属に大別される．前者がより重篤で致死性になることが多いが頭頸部領域では稀であり，ほとんどは非クロストリジウム感染で，中でもペプトストレプトコッカス，バクテロイデスが多いとされている[25]．皮下および筋膜に沿ったガス産生像(図 8)を呈するといわれており，この所見は画像における診断的価値を高め，抗菌薬を選択するうえでも有用である[26]．

感染が縦郭に及ぶと生命予後に影響する場合が少なくない．感染が舌骨下まで進展している場合には，頸部のみならず胸部も含めて画像検査を行うことが望ましい．縦郭に膿瘍が形成された場

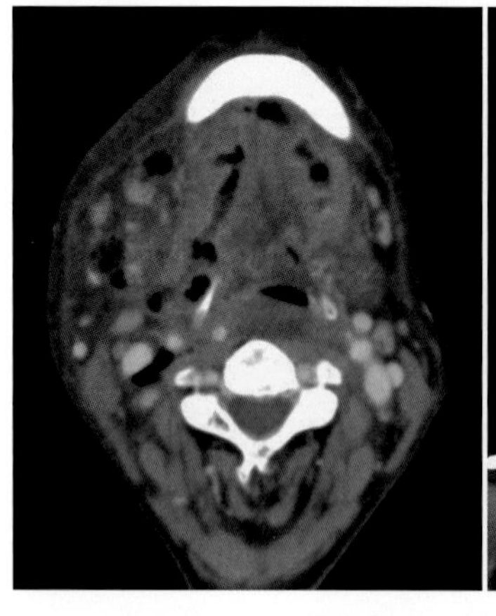

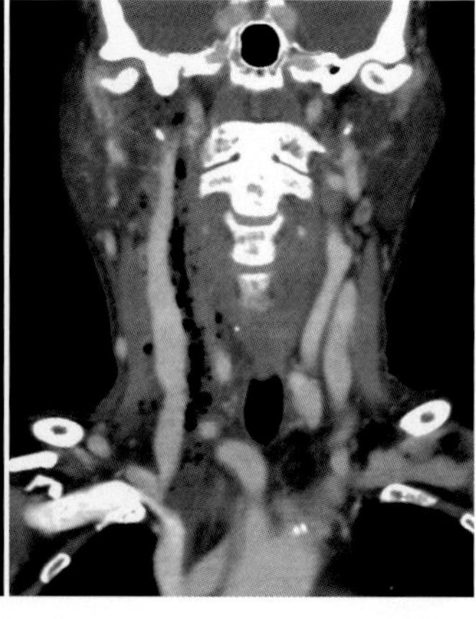

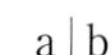

図 8.
ガス産生菌による深頸部膿瘍症例の頸部造影 CT 所見
a：軸位断像
b：冠状断像
膿瘍腔内に air を多量に認める

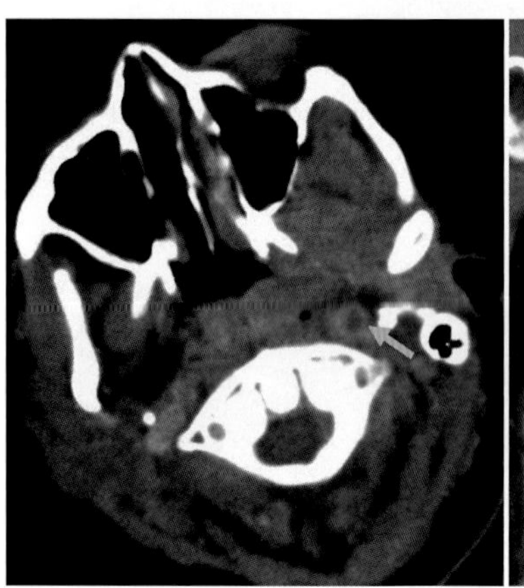

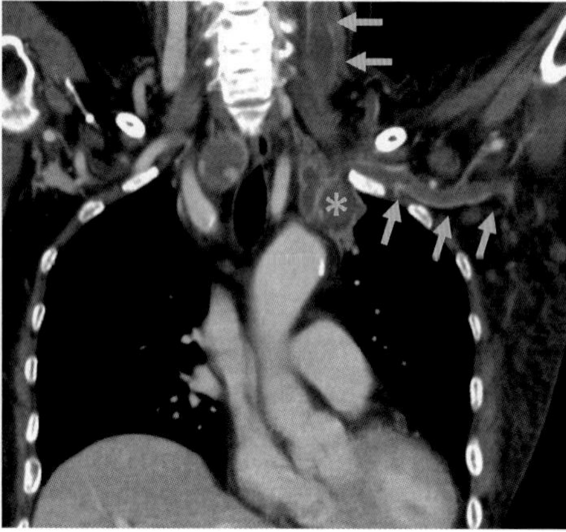

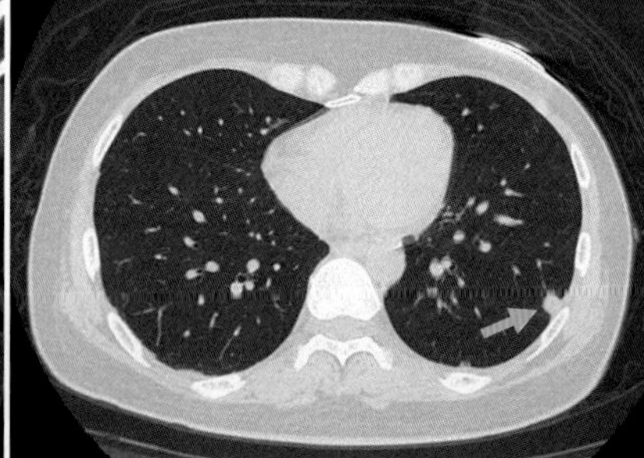

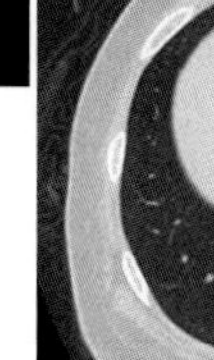

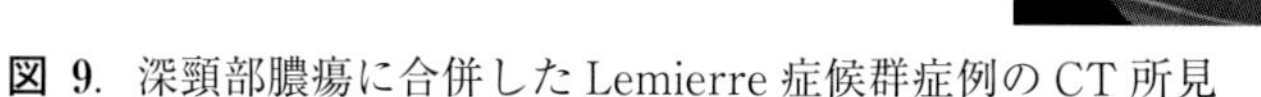

図 9. 深頸部膿瘍に合併した Lemierre 症候群症例の CT 所見
a：頸部造影 CT 軸位断像．左内頸静脈に血栓(矢印)を認める
b：頸胸部造影 CT 冠状断像．左胸鎖関節周囲の膿瘍(＊)と左内頸静脈，鎖骨下静脈に血栓(矢印)を認める
c，d：胸部 CT 冠状断像．肺に多発の血栓形成(矢印)を認める

合，気管分岐部までは頸部からのアプローチで開放が可能であり，そのレベルよりも下方に進展する場合は，胸腔鏡によるドレナージを検討する[27]．

気道狭窄の有無については，CT で舌骨下まで膿瘍腔が進展している場合のうち，甲状軟骨付近の間隙に膿瘍腔が存在する場合は喉頭浮腫をきたす可能性が高いとされ，気道確保の準備が必要となる．その他，症状(呼吸苦)，喉頭所見(喉頭浮腫)，CRT 高値なども気道確保の要否の決定に重要とされる[28]．

深頸部感染症の合併症に Lemierre 症候群がある．*Fusobacterium* 属菌などの嫌気性菌が原因となって起こる．通常感染は中咽頭に始まり，周囲のスペース(副咽頭間隙，咽後間隙)に進展して内頸静脈に血栓を形成し，肺や関節などの遠隔臓器に感染巣を形成して敗血症に至る(図 9)．典型的には特記すべき既往のない若年成人に発生する[24)29]．疑った場合は内頸静脈だけでなく，遠隔転移感染巣の検索のために全身の造影 CT を速やかに行う必要がある．抗菌薬投与を行うが，抗凝固薬の有用性については確立していない[29]．

頸部放線菌症

放線菌は口腔内常在のグラム陽性嫌気性菌である．弱毒性のため単独では発症せず，他の細菌との混合感染(齲歯，歯槽膿漏，智歯周囲炎など)や，抜歯，粘膜損傷を誘因として隣接組織へ連続性に波及して炎症を引き起こす[30]．主要な起炎菌は*Actinomyces israelii*である．疼痛と発熱を伴い急激に腫脹して膿瘍を形成する急性型と，長時間をかけて側頸部や顎下部の組織が腫脹・硬結を生じ，次第に板状硬になる慢性型がある．急性型では膿瘍が形成され，自壊して瘻孔を生じる．

画像検査で特異的な所見はなく，CTで周囲に浸潤性に進展する境界不明瞭な病変として描出される．造影剤にて病変部と周囲に波及した病変の造影効果がみられ，膿瘍形成や壊死巣があれば，その部位は低吸収域となる．

確定診断は細菌学的・病理組織学的検査で放線菌を証明することによるが，嫌気性菌であることや先に抗菌薬が使用されていることが多いため，培養検出率は約20%と低い[31]．一方，病理組織検査で診断された症例は約80%と高率であり[32]，併せて行うことが望まれる．

治療方針について，投薬内容やその期間について確立されたものはなく，ペニシリン系抗菌薬の長期投与が一般的である[33]．嫌気性菌のため病巣部の摘出や掻把，排膿が重要と考えられているが，手術単独では再燃の可能性が高い．

参考文献

1) 桜井一生，髙村マキ：頸部リンパ節炎．JOHNS, **26**：470-471, 2010.
2) 鈴木晴彦：頸部リンパ節．日本超音波医学会(編)：320-322, 新超音波医学4. 医学書院, 2000.
3) 宮本幸夫，植月勇雄，土田大輔ほか：耳鼻咽喉科領域の超音波診．JOHNS, **12**：1371-1400, 1996.
4) 宮本幸夫，西岡真紀子，成尾孝一郎ほか：頸部リンパ節の超音波診断．MB ENT, **83**：30-38, 2007.
5) Yew WW, Lee J：Pathogenesis of cervical tuberculous lymphadenitis：pathways to anatomic localization. Tuber Lung Dis, **76**：275-276, 1995.
6) Tachibana T, Orita Y, Fujisawa M, et al：Factors that make it difficult to diagnose cervical tuberculous lymphadenitis. J Infect Chemother, **19**：1015-1020, 2013.
7) 古川まどか：耳鼻咽喉科・頭頸部外科における超音波検査．日耳鼻会報, **116**：689-694, 2013.
8) Bosch X, Guilabert A, Miquel R, et al：Enigmatic Kikuchi-Fujimoto disease：a comprehensive review. Am J Clin Pathol, **122**：141-152, 2004.
9) 尾尻博也：菊池病の画像診断．耳展, **59**：104-105, 2016.
10) Som PM：Detection of metastasis in cervical lymph nodes；CT and MR criteria and differential diagnosis. Am J Roentgenol, **158**：961-969, 1992.
11) 古川まどか，久保田　彰，花村英明ほか：頭頸部癌頸部リンパ節転移における組織弾性イメージング(Real-time Tissue Elastgraphy)の応用．日耳鼻会報, **110**：503-505, 2007.
12) 尾尻博也：甲状腺乳頭癌リンパ節転移の画像診断．耳展, **58**：271-274, 2015.
13) 原渕保明，長門利純：悪性リンパ腫．JOHNS, **26**：505-509, 2010.
14) 近松一朗：悪性リンパ腫．耳喉頭頸, **88**：636-642, 2016.
15) 尾尻博也：悪性リンパ腫リンパ節病変の画像所見と臨床．耳展, **52**：48-50, 2009.
16) 馬場　亮，尾尻博也：耳下腺炎の画像診断．耳展, **60**：253-254, 2017.
17) 加藤一郎，藤澤利行，鈴木賢二：唾石症．JOHNS, **26**：414-415, 2010.
18) 岡村　純，峯田周幸：甲状腺腫．JOHNS, **26**：474-478, 2010.
19) 谷上由城，北村守正，平野　滋ほか：VA-ECMO補助下に気道確保を行った甲状腺癌高度気管浸潤例．耳鼻臨床, **109**：195-201, 2016.
20) 竹林慎治，篠原尚吾，戸部陽太ほか：甲状腺悪性リンパ腫に対する気道確保の検討．耳鼻臨床, **113**：803-808, 2020.
Summary 甲状腺悪性リンパ腫はステロイドによる腫瘍の縮小で気道狭窄の改善が期待できるが，緊急時は気管挿管や気管切開をためらってはいけない．
21) 木村美和子：梨状陥凹瘻．JOHNS, **26**：412-413, 2010.

22）牧山　清，木田亮紀，牧山　縁：下咽頭梨状窩瘻．JOHNS, **8**：77-80, 1992.

23）大畑　敦：深頸部感染症．JOHNS, **26**：472-473, 2010.

24）日高浩史，小澤大樹：深頸部膿瘍の病態と取り扱い．耳展, **61**：190-201, 2018.

25）増田聖子，湯本英二：合併症を伴う重症例への対応．口咽科, **26**：13-17, 2013.

Summary 適切な外科的治療，抗菌薬投与にて縦郭膿瘍や敗血症などの合併症を予防することが重要であり，合併症に対しては他科との連携が必要となる．

26）安達正明，北南和彦，吉田真子ほか：ガス産生性顔面・深頸部膿瘍の1例．耳鼻, **47**：247-250, 2001.

27）Hidaka H, Ozawa D, Kuriyama S, et al：Risk factors for delayed oral dietary intake in patients with deep neck infections including descending necrotizing mediastinitis. Eur Arch Otorhinolaryngol, **274**：3951-3958, 2017.

28）宇都宮敏生，八木正夫，岩井　大ほか：気管切開術を要した深頸部膿瘍症例の検討．頭頸部外科, **26**：13-17, 2016.

Summary 深頸部膿瘍症例のうち喉頭浮腫のある症例，CRP 20以上の症例では気管切開が必要になる症例が多かった．

29）梶原壮平，石原久司，假谷彰文ほか：扁桃周囲膿瘍からレミエール症候群を来した1例．耳鼻, **67**：112-117, 2021.

30）永田基樹，高安幸恵，友田幸一：耳下腺腫瘍術後に発症した耳下腺放線菌症の1例．口咽科, **28**：225-230, 2015.

31）葉山　碧，榎本浩幸，玉木　望ほか：頸部放線菌症例．耳鼻臨床, **106**：67-73, 2013.

32）中川知了，幸田　衛，中川昌次郎ほか：Actinomycosisの1例．臨皮, **37**：637-640, 1983.

33）金井直樹：頸部放線菌症．JOHNS, **21**：1381-1384, 2005.

MB ENT, 277：40-46, 2022

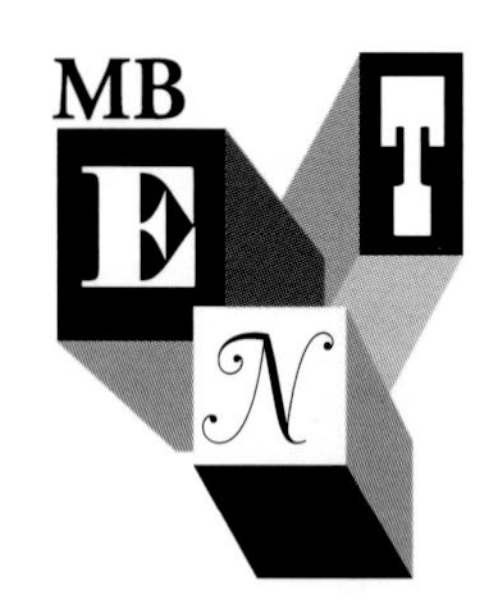

◆特集・どうみる！頭頸部画像―読影のポイントとpitfall―

膿性鼻汁のみられる症例の画像をどうみる！

岡　愛子[*1]　岡野光博[*2]

Abstract　膿性鼻汁を訴えて受診する患者の多くは感冒後の急性副鼻腔炎や，アレルギー性・好中球性・好酸球性・真菌性などの慢性副鼻腔炎である．ただし，一定数の腫瘍性や眼窩内・頭蓋内合併症を起こし得る浸潤型の炎症性疾患を含んでおり，注意が必要である．本稿では膿性鼻汁をきたす各疾患の画像検査の特徴や鑑別のポイントを中心に，慢性副鼻腔炎では好酸球性副鼻腔炎や歯性上顎洞炎，真菌性副鼻腔炎について，腫瘍性疾患では良性の内反性乳頭腫や若年性血管線維腫，上顎洞血瘤腫，悪性の上顎洞癌やリンパ腫について，眼窩内・頭蓋内合併症を起こす炎症性疾患として浸潤型真菌症，血管炎性肉芽腫症についてまとめた．本稿でまとめた各疾患の特徴が診療の一助になれば幸いである．

Key words　慢性副鼻腔炎(chronic rhinosinusitis)，画像検査(imaging study)，鑑別疾患(differential diagnosis)，眼窩内・頭蓋内合併症(intra-orbital or intra-cranial complications)，膿性鼻汁(purulent nasal discharge)

はじめに

膿性鼻汁を訴えて耳鼻咽喉科外来を受診する患者の多くは急性もしくは慢性副鼻腔炎であるが，一定の割合で眼窩内や頭蓋内合併症を伴う浸潤型副鼻腔真菌症，内反性乳頭腫などの良性腫瘍，扁平上皮癌やリンパ腫などの悪性疾患，全身性の壊死性肉芽腫性病変を伴う多発血管炎性肉芽腫症などの注意すべき疾患が含まれている．本稿ではこのような疾患を見逃さないために注意すべき点を含めて，各疾患の画像検査の特徴について述べる．

急性・慢性副鼻腔炎

急性副鼻腔炎は上気道炎などに続発し，前頭部痛や頬部痛とともに後鼻漏や鼻閉を訴え来院する．CT所見では低吸収の粘膜肥厚や粘液による洞内の液面形成が認められる．一方，慢性副鼻腔炎ではポリープの形成や骨肥厚・骨硬化を合併することがある．慢性副鼻腔炎は副鼻腔の炎症が12週以上持続する状態であるが，その原因によりいくつかのタイプに分類される．

1．好酸球性副鼻腔炎(ECRS)

ECRSは2014年に診断基準[1)]が提唱された，難治性の副鼻腔炎であり，嗅覚障害や鼻茸，喘息の合併などを特徴とする．適切な手術治療だけでなく術後の投薬，鼻洗浄や定期的な経過観察が必要となる．ECRSのCT所見として，診断基準に含まれているものは両側性，篩骨洞優位の陰影分布であるが，その他の特徴として粘稠な好酸球性ムチンを反映する高吸収の混在がある(図1)．

2．歯性上顎洞炎

歯性上顎洞炎は歯根部周囲の感染や抜歯後・インプラント治療後の上顎洞底欠損部から上顎洞の粘膜に炎症が及ぶことで発症する．また，歯科での根管治療後に上顎洞に迷入した歯科材料によっても生じる．特徴的な所見として根尖病巣を示す根尖透亮像と口腔上顎洞瘻(図2)が挙げられる．また，頻度は低いものの，骨吸収抑制薬(ビスホス

*1 Oka Aiko，〒286-8520 千葉県成田市畑ケ田852　国際医療福祉大学医学部耳鼻咽喉科，助教
*2 Okano Mitsuhiro，同，教授

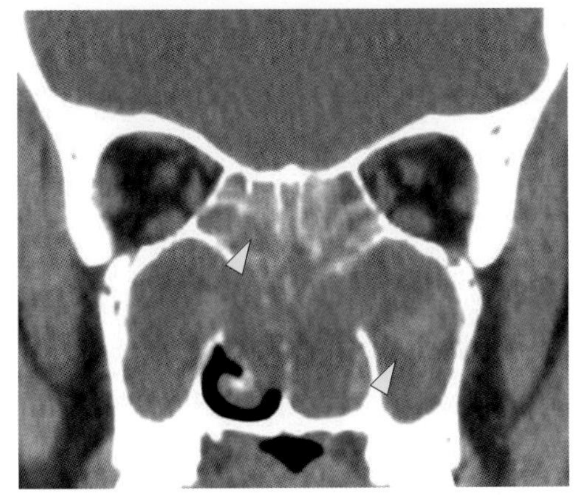

図 1. 好酸球性副鼻腔炎の CT 所見
両側性，篩骨洞優位の陰影分布に加えて，
粘稠なアレルギー性ムチンを反映する
高吸収の混在を認める（矢尻）

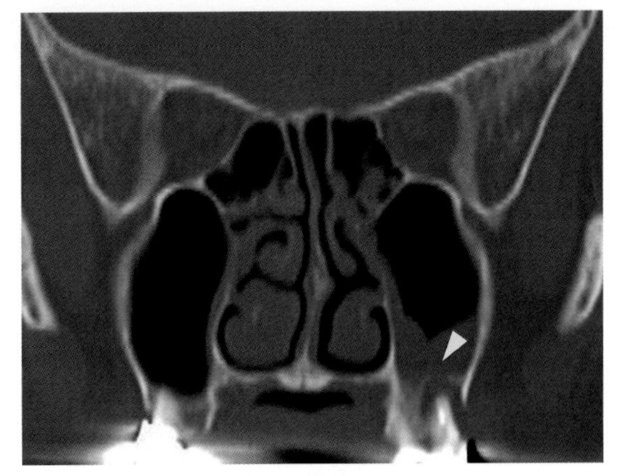

図 2. 歯性上顎洞炎の CT 所見
根尖病巣を示す根尖透亮像と口腔上顎洞瘻を
認める（矢尻）

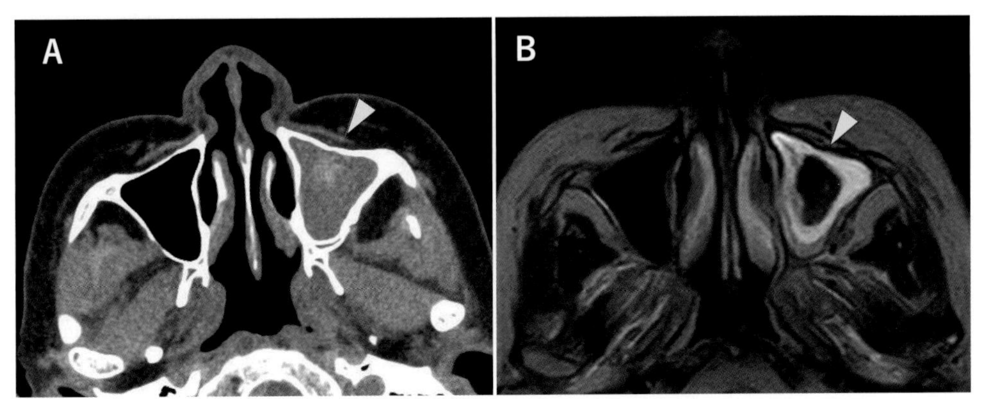

図 3. 副鼻腔菌球症の CT，MRI 所見
CT で真菌塊の石灰化を反映した高吸収域と，MRI の T2 強調像で同部位の
低信号域を認める（矢尻）

ホネートなど）を使用中の患者で副鼻腔炎を認めた場合は，隣接する上顎歯槽の薬剤関連顎骨壊死の可能性を考慮し MRI の撮像を検討すべきである[2)].

3．真菌性副鼻腔炎

真菌性副鼻腔炎は非浸潤型と浸潤型に分けられ，非浸潤型はさらに副鼻腔菌球症とアレルギー性真菌性副鼻腔炎に分けられる．

1）副鼻腔菌球症

副鼻腔菌球症は環境中の真菌が鼻腔を介して副鼻腔に迷入し，副鼻腔内で増殖することで起こる．真菌塊は増殖するとその中央部は壊死に陥り，リン酸カルシウムや硫酸カルシウムが沈着して石灰化し，CT では高吸収域となる（図 3-A）．洞内で CT の高吸収域が存在する部位と病悩期間を比較した文献では，病悩期間の中央値が散在性で 2.5 か月，洞中央で 22 か月，自然口付近で 27 か月と報告しており，散在性であった真菌が洞中央に集まり，自然孔付近に輸送されていく病態を反映している可能性を指摘している[3)]．MRI では石灰化を反映して T2 強調像で低信号域となる（図 3-B）．罹患洞は上顎洞が多く，その原因は外界からもっとも近いことと，自然孔が大きく空気の流入量も多いためと考えられている[4)].

2）アレルギー性真菌性副鼻腔炎（AFRS）

AFRS は，真菌が抗原として組織のアレルギー反応や T 細胞性の炎症反応を誘導する副鼻腔炎である．中年層に多い菌球症と比較して若年層に多く，約 7 割が片側性で，汎副鼻腔炎を示すことが多いとされる[5)]．CT 所見は ECRS に類似し，軟

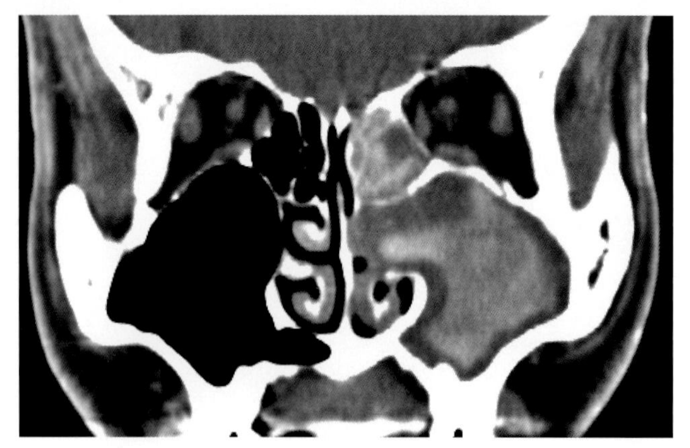

図 4. アレルギー性真菌性副鼻腔炎の CT 所見
ECRS に類似する，軟部条件で洞内の軟部濃度内に高濃度域の混在を示すが，片側性である

部条件で洞内の軟部濃度内に高濃度域の混在を示す（図 4）．我々耳鼻咽喉科医は手術を想定して骨条件の副鼻腔 CT を読影することが多いが，軟部条件にしなければ高濃度域を確認できない症例もあるため注意が必要である．CT 所見での鑑別のポイントは ECRS が両側性であるのに対し，AFRS は片側性が多いこと，洞骨壁の菲薄化や欠損がみられることである．ただし，骨破壊を伴う症例では浸潤型真菌症を鑑別する必要がある．MRI 所見では，CT の高濃度域の部位に一致して T2 強調像で著明な低信号～無信号域を呈するが，ムチンの高タンパクを反映するもので AFRS に特異的ではない．

3）浸潤型副鼻腔真菌症

浸潤型副鼻腔真菌症は免疫抑制状態の患者に発生することが多く，糖尿病，透析治療，抗がん剤治療，ステロイド長期投与などがリスクとなる．眼窩内進展が 75％程度，頭蓋内進展が 45％程度，原因菌種はアスペルギルスが多いとされる[6]が，臨床的に鑑別困難であるムーコルによる浸潤型副鼻腔真菌症の場合は，アスペルギルスの第一選択薬であるボリコナゾールは無効である．CT 所見は片側性で高吸収と低吸収の混在する像や骨破壊を伴う悪性腫瘍様の所見を呈するが，血管浸潤性に骨内を通る穿通枝に沿って副鼻腔外に進展することが多く，初期は骨破壊が軽度であることに注意が必要である（図 5）．MRI では真菌塊に一致して T1 強調像で低信号，T2 強調像で無信号を呈し，炎症性変化を反映して造影効果がみられるため，浸潤型真菌症を疑った場合は造影 MRI が診断に有用である．

4．その他

1）小児／高齢者の慢性副鼻腔炎

小児例で難治性の慢性副鼻腔炎を認めた場合，その背景にある疾患の可能性を考慮する必要がある．原発性線毛運動不全症（PCD）では慢性副鼻腔炎，滲出性中耳炎などを呈し，内臓逆位を伴う症例もある．副鼻腔は年齢とともに発達するが，10 歳以上で蝶形骨洞や前頭洞が低形成・無形成の場合は PCD の可能性が高いとされている[7]．嚢胞性線維症は日本では稀であるが，消化管や気道の分泌液が粘稠となりイレウスや脂肪便，慢性副鼻腔炎などを起こす．また，小児ではおもちゃなどの異物や，逆性歯が膿性鼻汁の原因となることがある（図 6）．高齢者では鼻粘膜が萎縮して加温作用が不十分であり，線毛輸送機能も低下しているため鼻腔内に水分が貯留しやすく粘弾性の高い鼻汁や後鼻漏を訴えることが多いが，高齢者に特異的な副鼻腔炎があるというわけではない．

2）眼窩内・頭蓋内合併症

急性副鼻腔炎の合併症として眼窩内へ炎症が波及すると眼窩蜂窩織炎や眼窩骨膜下膿瘍を発症する．また，頭蓋内へ炎症が波及すると硬膜下膿瘍や髄膜炎となる．眼窩内合併症は篩骨洞から炎症が波及することが多く，頭蓋内合併症は前頭洞炎由来が多い[8]．全年齢層で報告されているものの青少年期に多く，副鼻腔と眼窩内，頭蓋内との間に若年者では残存する穿通枝を介して炎症が広がるためと考えられている．Pott's puffy tumor と呼ばれる前頭骨骨髄炎を原因として骨膜直下に膿瘍が形成され，前額部が腫脹した状態では，70～80％に鼻性頭蓋内病変を合併するとされる．

良性腫瘍

鼻副鼻腔の良性腫瘍により副鼻腔自然口の閉塞をきたすと，急性・慢性副鼻腔炎と同様に鼻茸や膿性鼻汁を認める場合がある．良性腫瘍で頻度が

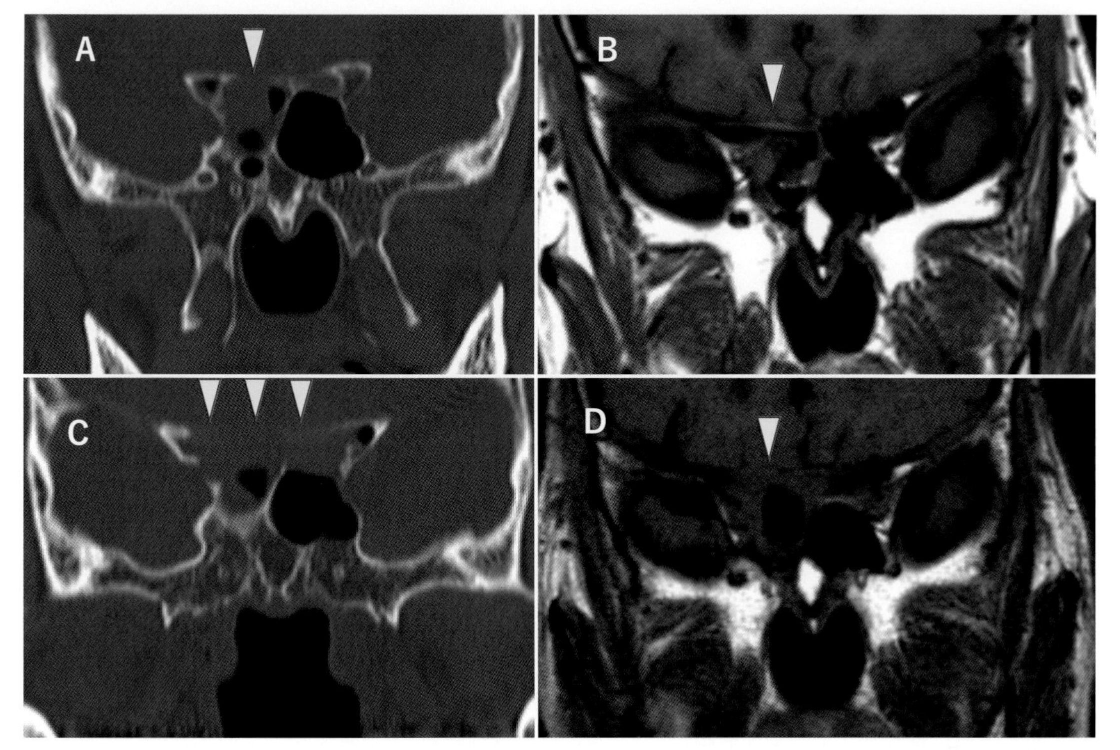

図 5. 浸潤型副鼻腔真菌症の CT，MRI 所見
初診時の CT（A）で右蝶形洞に陰影を認めるが，骨破壊はあまり目立たない（矢尻）．初診時の MRI T2 強調像（B）で右蝶形骨洞付近の硬膜に炎症を反映した高信号域を認める（矢尻）．本症例は初回手術治療の 2 か月後に頭痛が再燃し再診．再診時の CT（C）で骨破壊の進行（矢尻），MRI（D）で硬膜と蝶形骨洞との間隙が消失している（矢尻）

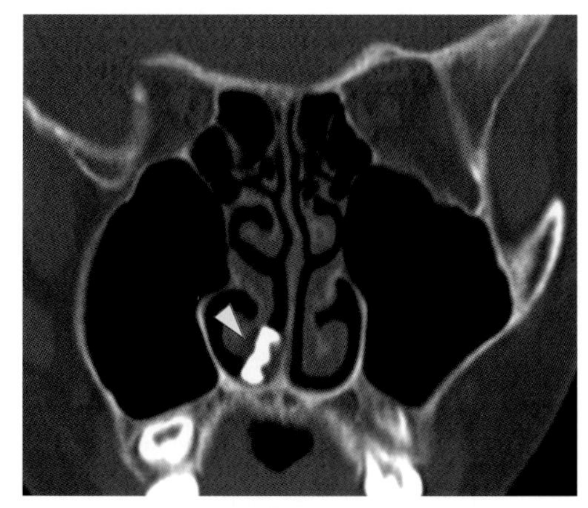

図 6. 逆性歯の CT 所見
小児では逆性歯（矢尻）が膿性鼻汁の原因となることがある

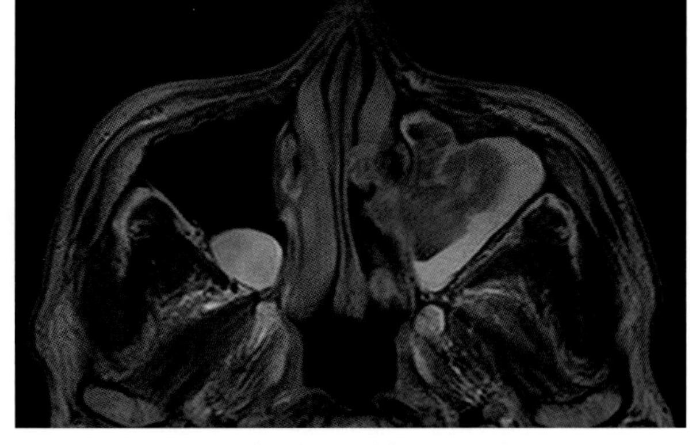

図 7. 内反性乳頭腫の MRI 所見
T2 強調像で脳回様構造を認める

高いものとして内反性乳頭腫，頻度は低いが若年成人に発生しやすい若年性血管線維腫などがある．

1．内反性乳頭腫

乳頭腫は組織学的に内反性，外反性，oncocytic に分類されるが，頻度が高いのは内反性乳頭腫である．CT 所見は非特異的な軟部濃度腫瘤であり，自然口閉塞により炎症を合併すると慢性副鼻腔炎と診断され見過ごされる可能性がある．腫瘍の基部に限局的な骨肥厚が確認できることもあるが，頻度は高くない[9]．MRI では特徴的な所見として T2 強調像や造影 T1 強調像で脳回様構造を認める（図 7）．良性腫瘍であるが，基部を残すと再発し，

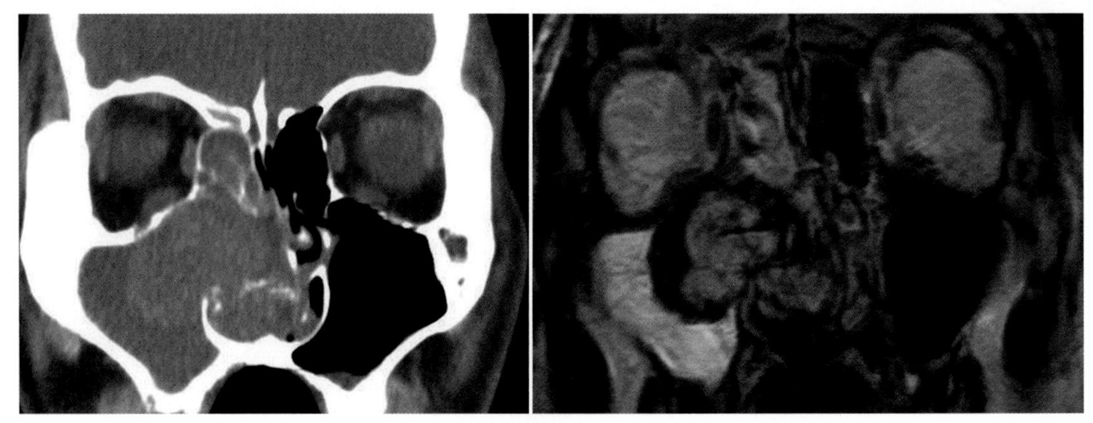

図 8. 上顎洞血瘤腫のCT，MRI所見
圧排性の骨破壊像と，内部の出血を反映して不均一な腫瘤像を示す

腫瘍内部に扁平上皮癌を合併することがあるため，特に，腫瘍内部の壊死や骨破壊像を認める場合は病理検査で悪性所見の有無を確認する必要がある．

2．若年性血管線維腫，上顎洞血瘤腫

若年性血管線維腫は思春期の男性に好発する腫瘍で，組織学的には良性だが，圧排性に骨破壊しながら周囲に浸潤性に進展するため臨床的に悪性に準じた対応が必要である．テストステロンやアンドロゲン受容体が陽性となることからホルモンの影響が推測されている．造影CTや造影MRIでは豊富な血流や拡張した血管を反映して全体に著明な造影効果やflow voidが観察され，基部は翼口蓋窩付近であることが多い[10]．止血困難となり得ることから生検での診断は難しく，画像や年齢，性別などから総合的に判断される．鑑別として上顎洞血瘤腫があり，同様に圧排性の骨破壊を伴う(図8)が，造影CTや造影MRIでは内部の出血を反映して不均一な造影効果や，MRIのT2強調画像でヘモジデリン沈着を反映する辺縁の低信号帯を示す．上顎洞癌とも似ているが，骨破壊は溶骨性ではない．

悪性疾患

鼻副鼻腔の悪性疾患として，上顎洞に発生するものとして扁平上皮癌やびまん性大細胞型B細胞リンパ腫(DLBCL)が挙げられ，鼻腔に発生するものとして節外性NK/T細胞リンパ腫が挙げられる．

1．扁平上皮癌(上顎洞癌)

副鼻腔扁平上皮癌で最多の上顎洞癌について述べる．上顎洞癌は溶骨性の骨破壊を起こしながら前方，後方，眼窩などへ進展する．骨破壊が軽度の段階ではCT骨条件では腫瘍性病変を認めにくく，二次性に生じている副鼻腔炎のみを診断してしまう可能性があり注意が必要である．軟部条件では上顎洞外の脂肪織や表情筋，皮膚への浸潤が，脂肪織の混濁や消失，筋層の不明瞭化，皮膚の肥厚が認められやすく，特に片側性の場合は骨条件だけでなく軟部条件での確認が望ましい．

2．悪性リンパ腫

鼻副鼻腔に発生する悪性リンパ腫の頻度は低いものの，他の頭頸部原発の悪性リンパ腫と比較して予後が悪いとされているため注意が必要である．DLBCLのCT所見では扁平上皮癌と比較して骨破壊は少なく，骨構造を残しながら浸透性に増大することが特徴とされる．また，悪性リンパ腫はMRIの拡散強調像の定量的な評価指標である見かけの拡散係数(apparent diffusion coefficient；ADC)が低値となる疾患であり，扁平上皮癌と比較しても有意に低値とする報告もある．NK/T細胞リンパ腫は腫瘤を形成するというよりも鼻腔内に痂皮で覆われた壊死性肉芽腫様病変や，下鼻甲介の潰瘍や浮腫(図9)を形成するため，CT所見として副鼻腔炎に類似することが多い．進行すると鼻中隔穿孔や口蓋穿孔を起こすこともある．膿性鼻汁に加えて血性鼻漏や，リンパ腫のB症状(発熱・体重減少・盗汗)の症状を合併する

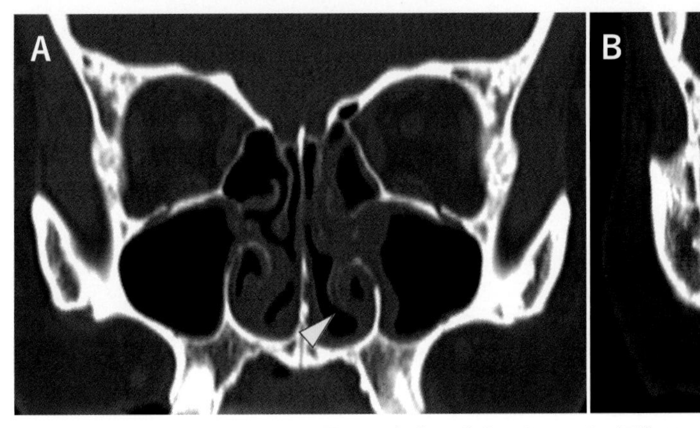

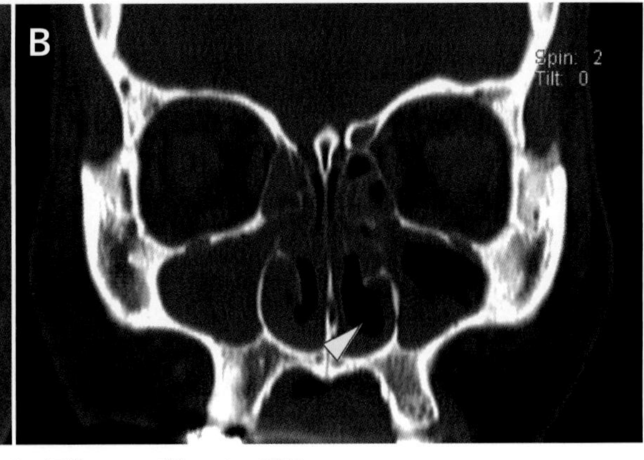

図 9. 鼻内に発生したNK/T細胞リンパ腫のCT所見
初診時(A)には下鼻甲介の形態は保たれていたが，2年後(B)には下鼻甲介は壊死により消失している(矢尻).
また両上顎洞，篩骨洞に陰影を認め，副鼻腔炎に類似している

場合はNK/T細胞リンパ腫を鑑別として挙げる必要がある．DLBCLではNK/T細胞リンパ腫と比較し高齢で発症する傾向があるとされる[11]．

多発血管炎性肉芽腫症(GPA)・好酸球性多発血管炎性肉芽腫症(EGPA)

GPAは以前Wegener肉芽腫症といわれていたが，初発症状として耳鼻咽喉科的症状が多く，副鼻腔や鼻の肉芽腫や潰瘍病変に伴い膿性鼻汁，出血，鞍鼻や中耳炎を認める．CT所見は非特異的で炎症に伴う二次性の副鼻腔炎となる．一部の症例では肉芽腫が眼窩内に進展し，肉芽腫性病変は造影効果を示すことがGPAを疑うきっかけとなることがある．EGPAは以前Churg-Strauss症候群とされていた疾患で，こちらも8割近くの症例で鼻副鼻腔病変が他臓器病変に先行する．鼻ポリープや篩骨洞優位の病変など，ECRS様の所見を呈することが多く，CT所見もECRSに準じた所見となる．GPA，EGPAとも初診時に診断することは難しく，臨床的に難治性副鼻腔炎の経過や，手足のしびれや発疹，腎障害，肺病変など血管炎を疑う症状が出現したときに鑑別として挙げられることが重要である．

おわりに

膿性鼻汁を訴えて受診する患者の多くは感冒後の急性副鼻腔炎や，アレルギー性・好中球性・好酸球性・真菌性などの慢性副鼻腔炎である．ただし，一定数の腫瘍性や眼窩内・頭蓋内合併症を起こし得る浸潤型の炎症性疾患を含んでおり，本稿でまとめた各疾患の特徴が診療の一助になれば幸いである．

参考文献

1) Tokunaga T, Sakashita M, Haruna T, et al：Novel scoring system and algorithm for classifying chronic rhinosinusitis：the JESREC Study. Allergy, **70**：995-1003, 2015.
Summary 指定難病にも登録されている難治性副鼻腔炎である好酸球性副鼻腔炎の診断基準と重症度分類を決めた際の臨床研究である．
2) 馬場　亮，尾尻博也，池田耕士ほか：骨吸収抑制剤関連顎骨壊死／薬剤感染顎骨壊死のMRI所見に関する検討．臨床放射線, **63**：1009-1014, 2018.
3) 森田　勲，池田浩己，石田宏規ほか：手術を施行した副鼻腔真菌症例の検討．和医医誌, **38**：77-82, 2020.
Summary 非浸潤型副鼻腔真菌症の29症例がまとめられており，真菌の存在部位と病悩期間との関連が考察されている．
4) 佐伯忠彦，竹田一彦，白馬伸洋ほか：副鼻腔真菌症の臨床的検討．耳鼻臨床, **89**：199-207, 1996.
5) 岡野光博，春名威範：アレルギーおよび自己免疫疾患　アレルギー性真菌性鼻副鼻腔炎．JOHNS, **37**：143-148, 2021.
6) 成尾一彦，坂上　剛，山下哲範ほか：良好な経過を辿った浸潤型副鼻腔真菌症例．日鼻誌, **58**：209-219, 2019.

7）竹内万彦：難治性鼻副鼻腔炎．JOHNS, **34**：1555-1560, 2018.
8）見越綾子，杉浦弘明，新本　弘：地力が伸ばせる頭頸部（耳鼻咽喉科）画像診断　鼻副鼻腔．臨床画像, **37**：697-709, 2021.
9）佐藤恵里子，佐伯忠彦，大河内喜久：鼻副鼻腔内反性乳頭腫 28 例の検討．耳鼻臨床 **110**：461-466, 2017.
Summary 鼻副鼻腔内反性乳頭腫につき単施設で症例数の多い報告であり，発生部位や臨床経過が詳細にまとめられている．
10）乾　隆昭，安田　誠，岡本翔太ほか：一塊切除を行った翼状突起基部に進展した若年性血管線維腫例．日鼻誌, **59**：19-25, 2020.
11）佐藤遼介，熊井琢美，岸部　幹ほか：副鼻腔原発悪性リンパ腫の5例．日鼻誌, **58**：698-705, 2019.

MB ENT, 277：47-52, 2022

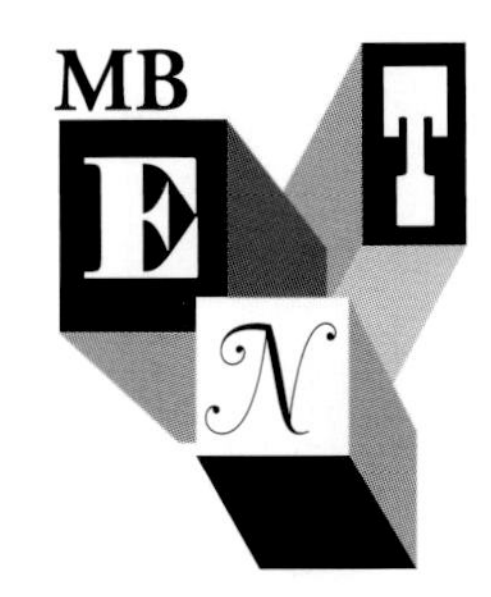

◆特集・どうみる！頭頸部画像―読影のポイントと pitfall―

鼻副鼻腔腫瘍に対する術式選択の際の画像をどうみる！

中丸裕爾[*1]　本間明宏[*2]

Abstract　内視鏡下鼻内手術は手術法，手術器具の進歩により，鼻副鼻腔悪性腫瘍に対しても適応を広げつつある．特に頭蓋底腫瘍は，硬膜欠損部の再建法が開発されたことで，これまで開頭が必要であった症例の一部は内視鏡下に鼻内から切除可能になった．しかし，副鼻腔は複雑な構造で周囲に眼窩，脳，内頸動脈など重要臓器が存在しているため，その適応には限界がある．術式選択においては，内視鏡下鼻内手術を選択するか，開頭や顔面の皮膚切開を加えて外切開にするかが大きなポイントとなる．良性腫瘍では，内反性乳頭腫の手術方法が問題となる．基本的には内視鏡下鼻内手術で摘出できるが，眼窩上蜂巣や前頭洞外側に腫瘍茎部が存在する症例では外切開が必要となる．腫瘍茎部の同定には，CT で骨変化像を MRI で炎症と腫瘍の鑑別を行い，組み合わせて判断する．悪性腫瘍に関しては，内視鏡下鼻内手術で摘出できるかどうかは，副鼻腔外への進展度合いによって決まる．副鼻腔外への進展がどの部位でどの程度生じているか，画像所見で検討し，組織型や術者の技量を勘案して内視鏡下鼻内手術の適応を決定する．

Key words　鼻副鼻腔腫瘍(sinonasal tumor)，画像診断(image diagnosis)，術式選択(choice of surgical method)，内反性乳頭腫(inverted papilloma)，内視鏡下鼻内手術(endoscopic endonasal surgery)

はじめに

鼻副鼻腔には多種多様の腫瘍が生じる．良性では内反性乳頭腫，若年性鼻咽頭血管線維腫，骨腫，骨形成線維腫など，悪性では扁平上皮癌を筆頭に，腺様嚢胞癌，粘表皮癌，嗅神経芽細胞腫，悪性黒色腫など多くの組織型が含まれる[1]．腫瘍が小さいときには症状に乏しく，初発時にすでに進行している症例が多い[2]．鼻副鼻腔腫瘍に対して手術は重要な治療法であり，切除可能な症例には現在でも gold standard である[3]．

内視鏡下鼻内手術は当初副鼻腔炎に施行されていたが，良性腫瘍の切除に適応を広げた．内反性乳頭腫に対する手術では，鼻外手術より再発率が少ないことが示され[4]，現在では内視鏡下鼻内手術が標準治療となっている．さらに，この 20〜30 年間の手術法，手術器具の進歩により，鼻副鼻腔悪性腫瘍に対してもその適応を広げつつある．特に頭蓋底腫瘍は，硬膜欠損部の再建法が開発されたことで，これまで開頭が必要であった症例の一部は内視鏡下に鼻内から切除可能になった．しかし，副鼻腔は複雑な構造で周囲に眼窩，脳，内頸動脈など重要臓器が存在しているため，その適応には限界がある[2]．

術式選択においては，内視鏡下鼻内手術を選択するか，開頭や顔面の皮膚切開を加えて外切開にするかが大きなポイントとなる．本稿では，鼻副鼻腔腫瘍の術式選択時に有用な画像診断について概説する．

[*1] Nakamaru Yuji，〒060-8638 北海道札幌市北区北15条西7丁目　北海道大学大学院医学研究院耳鼻咽喉科・頭頸部外科学教室，准教授
[*2] Honma Akihiro，同，教授

良性腫瘍

1．内反性乳頭腫

鼻副鼻腔乳頭腫は鼻副鼻腔に発生する良性腫瘍の中で骨腫と並び高頻度に発生する腫瘍である[5]．外胚葉に由来するSchneider粘膜から発生し，発育様式によってexophytic type(外向性)，oncocytic type(円柱上皮型)とinverted type(内反性)の3型に分類できる[6]．外向性と円柱上皮型は比較的容易に切除可能で再発も少ないが，内反性は良性腫瘍であるが，局所破壊性に浸潤し再発率が高い．さらに同時，異時を合わせて悪性化が10％程度認められるため，手術による完全切除が必要となる疾患である．

鼻副鼻腔内反性乳頭腫の手術では，内視鏡下鼻内手術と外切開によるアプローチが選択される．鼻内手術では視野とワーキングスペースに制限があるため，以前は外切開による摘出が第一選択であった．しかし，内視鏡機器や手術法の発達により内視鏡下鼻内手術のほうが再発が少なくなり[7]，現在では，内視鏡下鼻内手術が第一選択となっている．一方，腫瘍茎部が眼窩上蜂巣や前頭洞外側など内視鏡でアプローチできない部分に存在する場合には外切開による手術が必要となる．

2．手術を考慮した画像診断

内反性乳頭腫の画像診断の特徴としては，MRIのT2強調画像および造影T1画像において脳回状の所見(cerebriform pattern)を呈することが挙げられる[6]．CTでは腫瘍と炎症の鑑別は難しいがMRIでは鑑別が容易で，質的診断においてはCTよりもMRIが有用である[6]．

手術アプローチを選択するうえで重要となるのは腫瘍の占拠部位ではなく，腫瘍茎部の存在部位である．そのため，腫瘍茎部の局在を術前画像によって類推する必要がある．腫瘍が副鼻腔の一部に限局している場合には，その副鼻腔に存在するempty spaceの対側が茎部であることが多く，腫瘍茎部の同定は比較的容易である．しかし，腫瘍が副鼻腔に充満している場合には，茎部の同定が

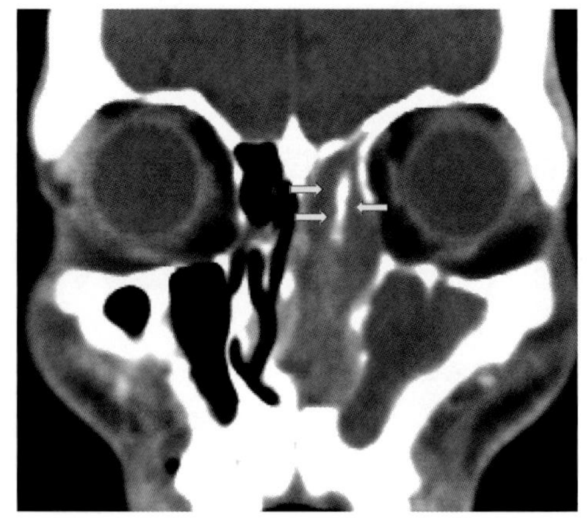

図 1． 内反性乳頭腫CT所見
左篩骨洞内に新生骨陰影を認める(矢印)

困難となる．このような症例で腫瘍茎部を類推する指標となるのが，新生骨や，骨肥厚，骨萎縮などの骨変化である．内反性乳頭腫は腫瘍茎部に骨の変化を生じやすく，CTを詳細に検討すると，60～90％の症例にて腫瘍茎部に骨変化が認められると報告されている[8)9]．当科の検討でも約9割の症例で何らかの骨変化が認められた[6](図1)．しかし，骨変化は内反性乳頭腫の腫瘍茎部のみではなく，慢性炎症が存在する部位でも認められる[10]．特に，本疾患では閉塞性の副鼻腔炎を合併する頻度が高く注意が必要である．

以上のように，CTでは副鼻腔炎と腫瘍の鑑別が難しいが茎部の同定が容易である．一方，MRIは腫瘍と炎症の鑑別には有用であるが，茎部の同定は難しい[11]．このため，術前に内反性乳頭腫の腫瘍茎部を推測するにはCTにて骨変化を探し，MRIで骨変化部位が炎症なのか腫瘍なのかを区別する．この方法で腫瘍茎部の類推はある程度可能となる．しかし，腫瘍茎部が画像上骨変化のある部位から周囲にどの程度進展しているかを判断するのは難しく，術前画像検査の限界と考えられる．

腫瘍茎部が同定できたら，茎部の完全な切除(茎部粘膜の剝離摘出および茎部の肥厚した骨のドリルによる削開)が内視鏡下に可能かどうかを検討する．前頭洞の外側や上顎洞下壁で歯根部が隆起している症例では，内視鏡で確認できても完全摘出が難しい場合がある．また，腫瘍による茎

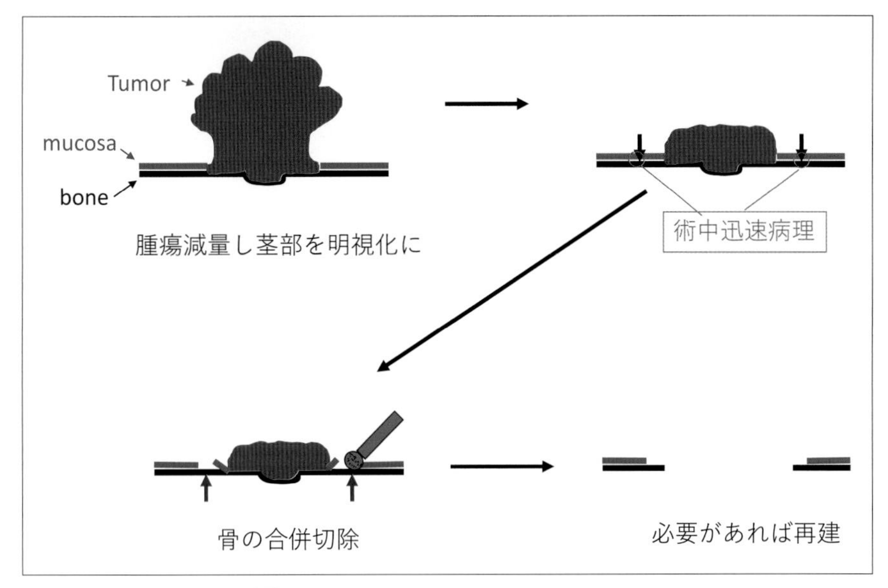

図 2. multilayer centripetal technique
① 腫瘍を減量し，腫瘍が鼻副鼻腔粘膜と接している部位(腫瘍茎部)を明視化に置く．② 腫瘍からある程度の水平安全域をとり粘膜を切除．③ 垂直安全域を得るために腫瘍茎部が付着している層の下方最低 1 層の組織を合併切除．④ 切除断端を迅速病理検査に提出し，腫瘍が存在しないことを確認．⑤ 必要に応じて再建

部の骨変化には，骨肥厚だけでなく，骨の菲薄化や消失もある．この場合，悪性化の可能性もあり，オプションとして外切開も考慮することが必要となる．

悪性腫瘍

1．鼻副鼻腔悪性腫瘍に対する内視鏡下鼻内手術の手術方法“multilayer centripetal technique”

鼻副鼻腔悪性腫瘍に対する手術法として“multilayer centripetal technique”[12]と呼ばれる手法が提唱されている．実際の手術方法を以下に示す(図 2)．

① 腫瘍を減量し，腫瘍が鼻副鼻腔粘膜と接している部位(腫瘍茎部)を明視化に置く．

② 腫瘍からある程度の水平安全域をとり粘膜を切除する．本手術法の centripetal(求心的に)という文言は腫瘍摘出を周囲から腫瘍茎部に向けて行うというところから命名されている．

③ 垂直安全域を得るために腫瘍茎部が付着している層の下方最低 1 層の組織を合併切除する．合併切除する組織は症例によって違うが，篩板，副鼻腔各洞の骨，硬膜，眼窩骨膜などとなる．

④ 切除断端を迅速病理検査に提出し，腫瘍が存在しないことを確認．

⑤ 必要に応じて再建(硬膜欠損が生じた場合など)

我々も本手術法を施行しているが，より確実に断端陰性を得るために水平安全域の範囲を決定する際にも迅速病理診断を行っている[13]．本手術法は最初の段階で腫瘍を減量するが，腫瘍茎部および安全域の組織は可能な限り一塊に切除する．しかし，鼻腔構造の複雑さから一塊切除が不可能な症例も多い．その場合，分割切除となるが計画的に分割し，切除断端の病理検査を頻回に行うことで完全摘出を心がける[14]．本手法で特徴的なのが，垂直安全域を得るため最低 1 層の組織を合併切除するところにある．たとえば，頭蓋底の腫瘍で粘膜内にあれば，腫瘍茎部が付着する篩板を切除する．腫瘍が篩板に浸潤していれば硬膜を，硬膜に浸潤していれば嗅球を切除するという具合である．眼窩であれば，紙様板，眼窩骨膜，眼窩内容という層を想定する[3]．

2．内視鏡下鼻内手術の適応症例

内視鏡下鼻内手術は整容面，脳の牽引が不要のため術後の回復が早いなどの利点があるが，腫瘍

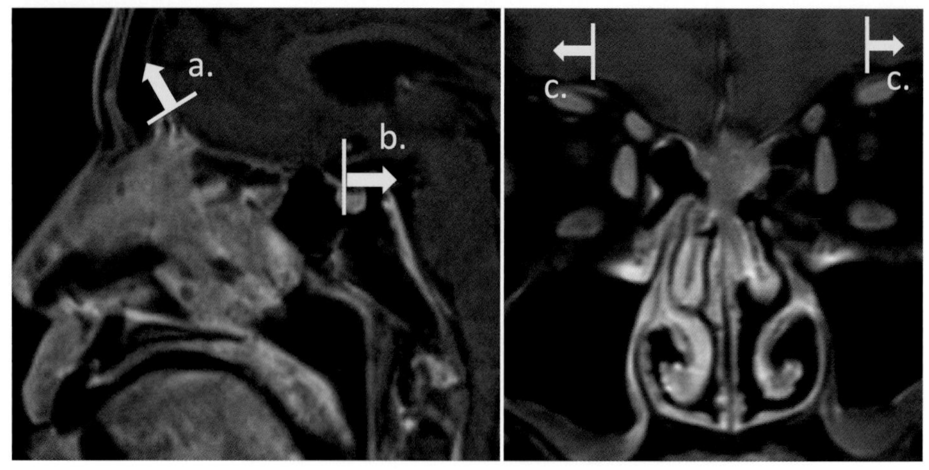

図 3. 内視鏡下鼻内手術の contraindication
a：前頭洞(前方あるいは側方)浸潤
b：後方の重要臓器(視交叉，内頸動脈，海綿静脈洞)
c：眼窩中心部より外側の硬膜，脳浸潤
d：眼摘，上顎切除(内側壁を除く)，皮膚切除が必要な場合
e：脳実質浸潤
a〜c を図に示す

の進展によっては外切開による手術が必要となる．実際，米国 National Cancer Database を使用した鼻副鼻腔悪性腫瘍症例の検討でも，内視鏡下鼻内手術を選択した症例は全手術症例の 23.8% に留まり，3/4 以上の症例が外切開を選択されている[15]．鼻副鼻腔悪性腫瘍に対する内視鏡下鼻内手術を施行するうえで，術前画像診断による症例選択が重要なポイントとなる[14]．

内視鏡下鼻内手術の contraindication として英国鼻副鼻腔腫瘍ガイドラインに ① 前頭洞(前方あるいは側方)浸潤，② 眼窩中心部より外側の硬膜，脳浸潤，③ 後方の重要臓器(視交叉，内頸動脈，海綿静脈洞)，④ 眼摘，上顎切除(内側壁を除く)，皮膚切除が必要な場合，⑤ 脳実質浸潤が挙げられている[2](図 3)．これらの部位は，物理的に鼻内から操作が不可能，あるいは十分な安全域が取れない部位と考えられる．また，腫瘍の悪性度によっても内視鏡下鼻内手術の適応は異なる．我々の施設では，扁平上皮癌に対しては，全体で 206 症例(外切開による手術を施行した症例に加え，動注，放射線，化学療法を施行した症例や，治療適応外で支持療法のみ施行した症例も含む)中，内視鏡下鼻内手術を施行した症例は 15 症例(7.2%)に過ぎない．篩骨洞，上顎洞の T1〜T3 症例のみに施行し，前頭洞や蝶形骨洞浸潤の症例は適応外とした[13]．その結果，5 年粗生存率 72.4%，疾患特異的生存率 79.6%，局所制御率 92.9% と良好な結果が得られている[13]．一方，嗅神経芽細胞腫の手術では，全 20 症例中 9 症例(45%)で内視鏡下鼻内手術を選択した．Kadish C や Dulguerov T4(頭蓋内進展)の症例でも一部は内視鏡下鼻内手術を選択し，5 年粗生存率は 100% となっている．扁平上皮癌は嗅神経芽細胞腫より悪性度が高いために適応を変えている．

また，術者，施設による内視鏡下鼻内手術適応の違いもある．手術症例数の多い病院では，内視鏡下鼻内手術を選択する頻度が高いことが報告されている[16]．また，術者の経験症例数が，粗生存率や局所制御率と相関することも示されている[17]．それゆえ，術者(および手術チーム)が内視鏡手術の経験を積み，適応患者を選択し，良好な視野のもと十分な安全域を取り完全摘出を行うことが重要である．

画像診断では，腫瘍の存在部位や副鼻腔外への進展度合いを確認する．特に，副鼻腔外への進展がどの部位で生じているのか，重要臓器との距離がどのくらいあるのか，出血のマネージメントが可能かどうかをシュミレートしておくことが重要である．以上の画像診断の結果を，前述の内視鏡下鼻内手術の contraindication にすり合わせをして，さらに組織型や術者の技量を考慮し内視鏡下鼻内手術の適応を決定する．

まとめ

近年の手術法，手術支援器具の進歩により，内視鏡下鼻内手術は鼻副鼻腔腫瘍に対して適応を広げつつある．内視鏡下鼻内手術の利点として，よく見えることによる安全域の適切な設定と健常組織を温存できることが挙げられる．適切に症例を選べば，内視鏡下鼻内手術でも生存率，局所制御率において外切開による手術と同様の成績が得られる．

一方，内視鏡下鼻内手術で切除できる腫瘍進展範囲には限界がある．内視鏡下鼻内手術で良好な治療成績を得るには，切除断端陰性を得られる症例を選択し，腫瘍茎部を安全域を含め確実に切除することが肝要である．適切な症例の選択のためには，術前画像診断が不可欠となる．

文　献

1) Dutta R, Dubal PM, Svider PF, et al：Sinonasal malignancies：A population-based analysis of site-specific incidence and survival. Laryngoscope, **125**(11)：2491-2497, 2015.

2) Lund VJ, Clarke PM, Swift AC, et al：Nose and paranasal sinus tumours：United Kingdom National Multidisciplinary Guidelines. J Laryngol Otol, **130**(S2)：S111-S118, 2016.

3) Chatelet F, Simon F, Bedarida V, et al：Surgical Management of Sinonasal Cancers：A Comprehensive Review. Cancers(Basel), **13**(16)：3995, 2021.

4) Busquets JM, Hwang PH：Endoscopic resection of sinonasal inverted papilloma：a meta-analysis. Otolaryngol Head Neck Surg, **134**(3)：476-482, 2006.

5) Shah JP, Patel SG, Singh B(eds)：Nasal cavity and paranasal sinuses Fourth edition. Head and Neck Surgery and Oncology.：105-139, Elsevier, Philadelphia, 2012.

6) 豊田圭子：内反性乳頭腫．まるわかり頭頸部領域の画像診断，豊田圭子(編)：607-610．学研メディカル秀潤社, 2015.

7) Busquets JM, Hwang PH：Endoscopic resection of sinonasal inverted papilloma：a meta-analysis. Otolaryngol Head Neck Surg, **134**：476-482, 2006.

Summary　内反性乳頭腫に対して鼻内手術と外切開の手術成績を比較した meta-analysis の論文．内視鏡手術のほうが再発率が低いことが示された．

8) Bhalla RK, Wright ED：Predicting the site of attachment of sinonasal inverted papilloma. Rhinology, **47**：345-348, 2009.

9) Lee DK, Chung SK, Dhong HJ, et al：Focal hyperostosis on CT of sinonasal inverted papilloma as a predictor of tumor origin. AJNR Am J Neuroradiol, **28**：618-621, 2007.

10) Nakamaru Y, Fujima N, Takagi D, et al：Prediction of the Attachment Site of Sinonasal Inverted Papillomas by Preoperative Imaging. Ann Otol Rhinol Laryngol, **123**：468-474, 2014.

11) Oikawa K, Furuta Y, Oridate N, et al：Preoperative staging of sinonasal inverted papilloma by magnetic resonance imaging. Laryngoscope, **113**：1983-1987, 2003.

12) Castelnuovo P, Battaglia P, Locatelli D, et al：Endonasal micro-endoscopic treatment of malignant tumors of the paranasal sinuses and anterior skull base. Oper Tech Otolaryngol, **17**(3)：152-167, 2006.

Summary　内視鏡下鼻内手術の手術方法を提唱した論文．multilayer centripetal technique という名称で多くの鼻科手術トップサージャンに影響を与えた．

13) Nakamaru Y, Suzuki M, Kano S, et al：The role of endoscopic resection for selected patients with sinonasal squamous cell carcinoma. Auris Nasus Larynx, **48**(1)：131-137, 2021.

14) Wang EW, Zanation AM, Gardner PA, et al：ICAR：endoscopic skull-base surgery. Int Forum Allergy Rhinol, **9**(S3)：S145-S365, 2019.

15) Kılıç S, Kılıç SS, Baredes S, et al：Comparison of endoscopic and open resection of sinonasal squamous cell carcinoma：a propensity score-matched analysis of 652 patients. Int Forum Allergy Rhinol, **8**(3)：421-434, 2018.

Summary 米国 National Cancer Database を使いリアルワールドでの鼻副鼻腔扁平上皮癌の手術成績を示した論文．内視鏡手術と外切開での再発率，生存率に差がないことが示された．

16) Torabi SJ, Spock T, Cardoso B, et al：Margins in Sinonasal Squamous Cell Carcinoma：Predictors, Outcomes, and the Endoscopic Approach. Laryngoscope, **130**(6)：E388-E396, 2020.

17) Kshettry VR, Do H, Elshazly K, et al：The learning curve in endoscopic endonasal resection of craniopharyngiomas. Neurosurg Focus, **41**(6)：E9, 2016.

MB ENT, 277：53-65, 2022

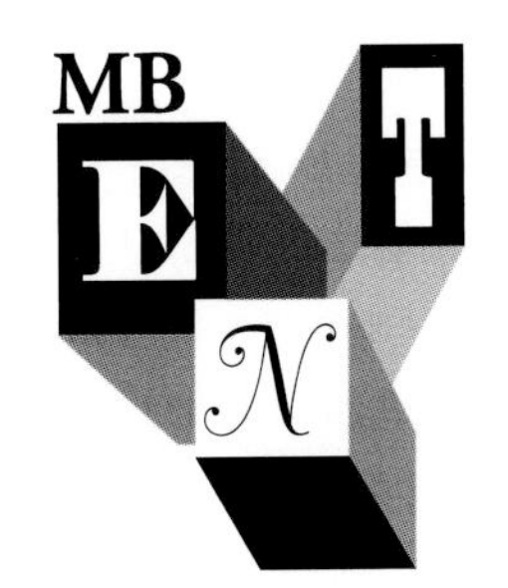

◆特集・どうみる！頭頸部画像—読影のポイントと pitfall—

喉頭癌に対する術式選択の際の画像をどうみる！

宮本俊輔[*1]　山下　拓[*2]

Abstract　喉頭癌に対して機能温存の可否を含めて術式を選択する場合，病変範囲を適切に評価する必要がある．本稿では，喉頭癌に対する術式選択の際に画像検査で読影すべき点について，CT 画像と内視鏡所見，切除検体を対比しながら部位別に述べる．

術式選択の際の画像読影で留意すべき部位としては，前交連，傍声門間隙，喉頭蓋前間隙，声門下，声門後方が挙げられる．前交連進展は甲状軟骨への浸潤を生じやすい．傍声門間隙浸潤は甲状軟骨や喉頭蓋前間隙，声門下，下咽頭への浸潤を生じやすく，生存率低下をきたす．喉頭蓋前間隙浸潤も予後に影響し得る．また，声門下進展も予後因子となり得るが，術前診断が困難であり断端陽性を生じやすい部位である．声門後方進展を認めた場合は，必然的に腫瘍と輪状軟骨は近接する．

適切な画像読影と術式選択により根治だけでなく機能温存を追求することは，頭頸部外科医としての責務である．

Key words　喉頭癌(laryngeal cancer)，機能温存手術(function-preserving surgery)，経口的レーザー切除術(transoral laser microsurgery)，喉頭部分切除術(partial laryngectomy)，喉頭亜全摘出術(supracricoid laryngectomy)，喉頭全摘出術(total laryngectomy)

はじめに

喉頭癌に対して治療方針を検討する場合，内視鏡や CT・MRI などの画像検査所見から TNM 分類を決めることが基本となる．手術を検討する場合には，主な術式として根治性は高いが喉頭機能を喪失する喉頭全摘出術(total laryngectomy；TL)や，喉頭温存手術として経口的切除術や喉頭部分切除術，喉頭亜全摘出術(本稿では輪状軟骨上喉頭摘出術：supracricoid laryngectomy(SCL)を意図する)が挙げられる．頭頸部癌診療ガイドライン 2018 年版[1]では，Tis 病変は内視鏡切除・経口的切除，T1～T3 病変は喉頭温存手術(内視鏡切除術，経口的切除術，喉頭部分切除術，喉頭亜全摘出術を含む)，T2～T4 病変は TL の適応とされている．

実際にこれらの選択肢から適切な術式を検討する場合，T 分類を決定するのみでは不十分である．切除可否の判断は，各術式における切除可能範囲について理解したうえで，個々の症例の病変範囲について適切に評価することで，初めて可能となる．特に，機能温存手術を検討する場合は，根治性を損なわずに安全域を確保して切除できるのかについてより厳密な画像評価が求められる．しかし，放射線読影医が必ずしも術式選択でみるべきポイントをすべて網羅して読影するわけではない．したがって，患者の術後機能と生命予後に直結し得る画像の読影は，頭頸部外科医にとって修得すべきスキルの一つである．

*1 Miyamoto Shunsuke，〒252-0374 神奈川県相模原市南区北里 1-15-1　北里大学医学部耳鼻咽喉科・頭頸部外科，診療准教授
*2 Yamashita Taku，同，教授

しかし，喉頭は複雑な構造を有するため読影は容易ではない部位であり，要点を押さえることが必要である．当科では，喉頭癌に対する基本的な粘膜・粘膜下の病変範囲評価としてそれぞれ狭帯域光観察を含む内視鏡と造影CT(スライス厚0.6 mm)を行い，補完的に造影MRIを行っている．本稿では，喉頭癌に対して術式を選択する際に画像検査で読影すべき所見と読影の限界について，主にSCLを施行した声門癌症例のCT画像と内視鏡所見，切除検体を対比しながら部位別に述べる．なお，本稿では原則的に腫瘍の粘膜上の広がりを進展，粘膜下の広がりを浸潤と表現する．

前交連進展

声門癌は主に声帯の前方に発生し，20%では前交連進展を認める[2]．前交連進展はTNM分類には反映されないが，T1病変に対して放射線治療もしくは経口的レーザー切除術(transoral laser microsurgery；TLM)を行った治療成績を統合したメタアナリシスでは前交連進展により12%の局所制御率低下を認めており[2]，治療前診断が重要な部位である．解剖学的に前交連およびその頭尾側では，腫瘍進展に対する障壁となる内軟骨膜や筋が欠損して前交連腱(Broyles 靱帯)の膠原線維が軟骨内に直接入っており，特に声門直上の喉頭室レベルでは1 mm以下の薄い粘膜で覆われるのみである[3]．これらから局所制御率低下の原因としては，狭小部位であり粘膜進展範囲の内視鏡評価が困難なことや軟骨浸潤が生じやすいことが考えられる．

したがって，軟骨浸潤の有無を含めて前交連進展を評価するためには画像検査が必要となる．CT上，前交連の厚さは通常1 mm，正常上限は1.6 mmとされ，これを超える組織肥厚は腫瘍浸潤が疑われる[4]．軟骨の侵食像や溶解像は浸潤を考える所見であるが，軟骨表層浸潤を診断することは容易でない．軟骨の硬化性変化は早期の顕微鏡的軟骨浸潤を示唆するとされるが，喉頭軟骨は軟骨，皮質骨，脂肪髄といった異なる組織の存在により画像上様々な組織コントラストをとることから，CTの軟骨浸潤に対する感度は高くない[4]．CTでT1～T2と診断された前交連進展を伴う声門癌の摘出喉頭における病理学的検討では，8.5～20%の検出不能な軟骨浸潤を認めたことが報告されている[2]．一方，MRIはCTと比べて感度が向上するが，腫瘍周囲の炎症・浮腫による偽陽性の増加や呼吸・嚥下運動による画像の劣化が問題となる[5)6]．これらより，CTでは過小評価，MRIでは過大評価の傾向があることに留意を要し[4]，診断困難な症例では併用することが望ましい．

術式を考える際に，前交連腫瘍は硬性組織である甲状軟骨に近接する構造から，軟骨浸潤だけでなく対側声帯や，軟骨に沿って後の項で述べる傍声門間隙，喉頭蓋前間隙，声門下へも浸潤しやすいことに留意を要する[7]．画像検査で腫瘍が微小のため明らかでない，もしくは腫瘍と甲状軟骨との間に明らかな正常組織の層があると読影できればTLM(European Laryngological Society 分類[8]のtype Ⅵもしくは Ⅴa)が治療選択肢となる．しかし，同術式は良好な術野展開と高度な技術を要し，特に声門上下進展例では軟骨浸潤率・局所再発率が増加することや[5)9]，著明な術後音声機能低下を生じることに留意を要する．これらの理由から，前交連進展例におけるTLM適応は慎重に判断する必要があり，画像検査にて甲状軟骨に腫瘍が近接する症例や軟骨表層浸潤が否定できない症例，放射線治療後で浸潤範囲が不明瞭な症例は外切開としたほうが安全である．

浸潤範囲が前交連周囲に限局性と読影され，粘膜進展が声帯突起先端までの範囲で切除可能と判断できる症例においては，浸潤範囲に応じて甲状軟骨前方～側方を部分切除する喉頭垂直部分切除術の適応となる[10]．しかし，前述のように内視鏡や画像検査による進展範囲の評価には限界があり，特に喉頭室レベルでは想定よりも病変が拡大していることは稀でないことに留意を要する(図1)．浸潤が広範な症例や不明瞭で切除安全域確保に懸

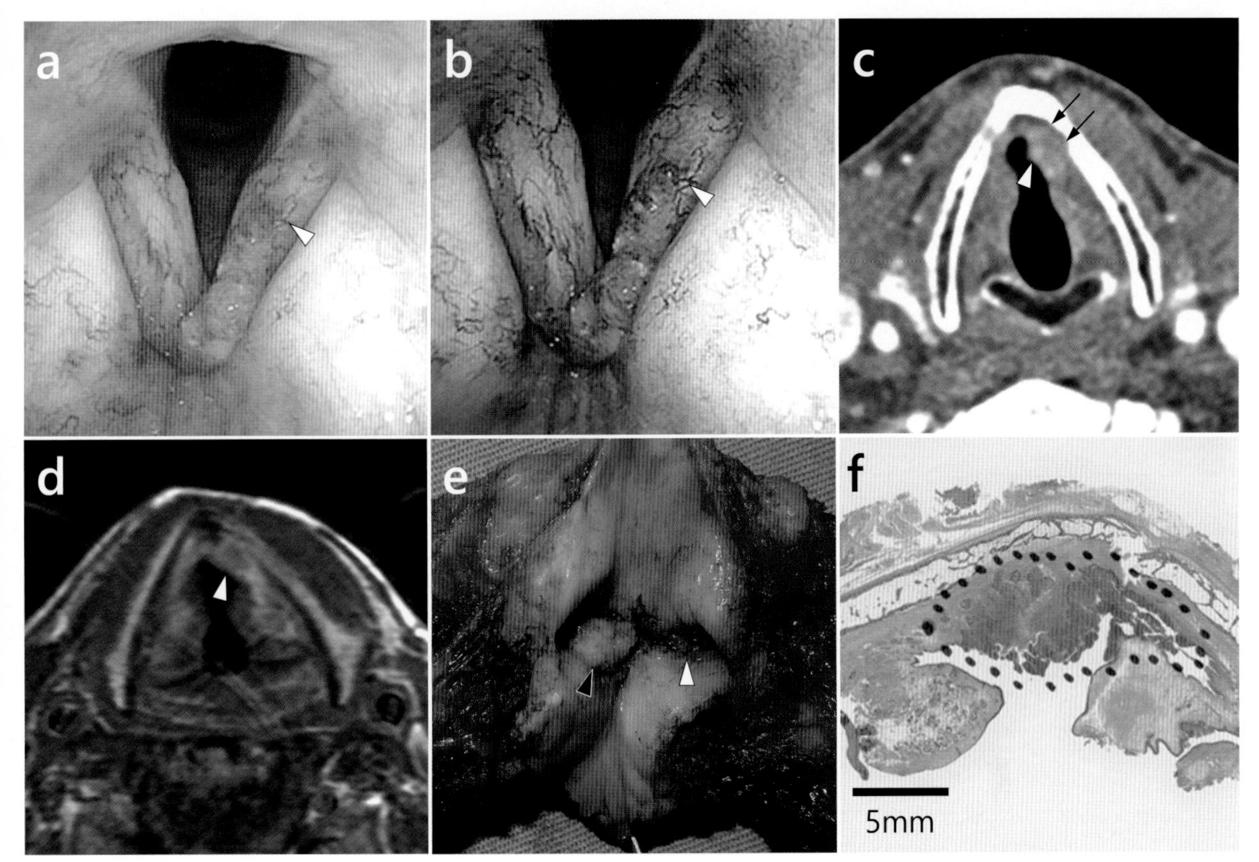

図 1． 術式選択が困難な左前交連再発例(rT1a～T3 病変)

a：内視鏡にて，前交連左側に腫瘤形成とその後方の声帯に発赤(矢尻)を認める．声帯運動制限を認めない
b：内視鏡の狭帯域光観察にて，茶褐色領域(矢尻)は左声帯突起前方までおよんでいるが，明らかな対側進展は認めない
c：声門レベルの造影 CT にて，左声帯前方に造影域(矢尻)を認めるが，前交連周囲の甲状軟骨との間にはわずかに正常組織の層(矢印)があり，経口的レーザー切除術が選択肢となる所見である
d：声門レベルの造影 MRI T1 強調像にて，左声帯前方の造影域(矢尻)は甲状軟骨と接しているが明らかな対側・後側進展は認めない．喉頭垂直部分切除術が選択肢となる所見であるが，放射線療法後の再発であり安全域を大きく取る目的で，喉頭亜全摘出術を施行した
e：切除検体では，左喉頭室前方を占拠する腫瘍(黒矢尻)に加えて，術前の内視鏡や画像検査では診断困難であった対側喉頭室への腫瘍進展(白矢尻)を認めた
f：HE 染色標本では，甲状軟骨への腫瘍近接や対側喉頭室進展を認めたが，断端陰性であった．経口的レーザー切除術や喉頭垂直部分切除術による術前の適正な切除線設定は困難な症例であった(10 か月間無病生存中)

念がある症例においては甲状軟骨を全切除する SCL が適応となり，当科では安全域を 5 mm 以上としている[11]．SCL では甲状軟骨表層浸潤は予後に影響しない[12]．また，SCL では TL と同様に舌骨下筋群の全切除まで可能であり，術中に甲状軟骨全層に浸潤し前方に突出する腫瘍進展が判明した場合でも，筋を合併切除することで対処可能である(図 2)[13]．したがって，前方浸潤による T4a 症例でも，患者の全身状態や要望，頸部リンパ節転移の有無による術後(化学)放射線治療の要否を勘案したうえで治療選択肢となり得るが，舌骨下筋群浸潤が明らかな場合には TL の適応とすべきである[12]．

傍声門間隙浸潤

傍声門間隙は脂肪と疎性結合織からなり，主に外方は甲状軟骨に，後方は下咽頭粘膜に，内方は甲状披裂筋に，下方は輪状甲状筋と弾性円錐により境され，前方内側は喉頭蓋前間隙と接している[14]．その幅は声門上と声門部では後部になるに

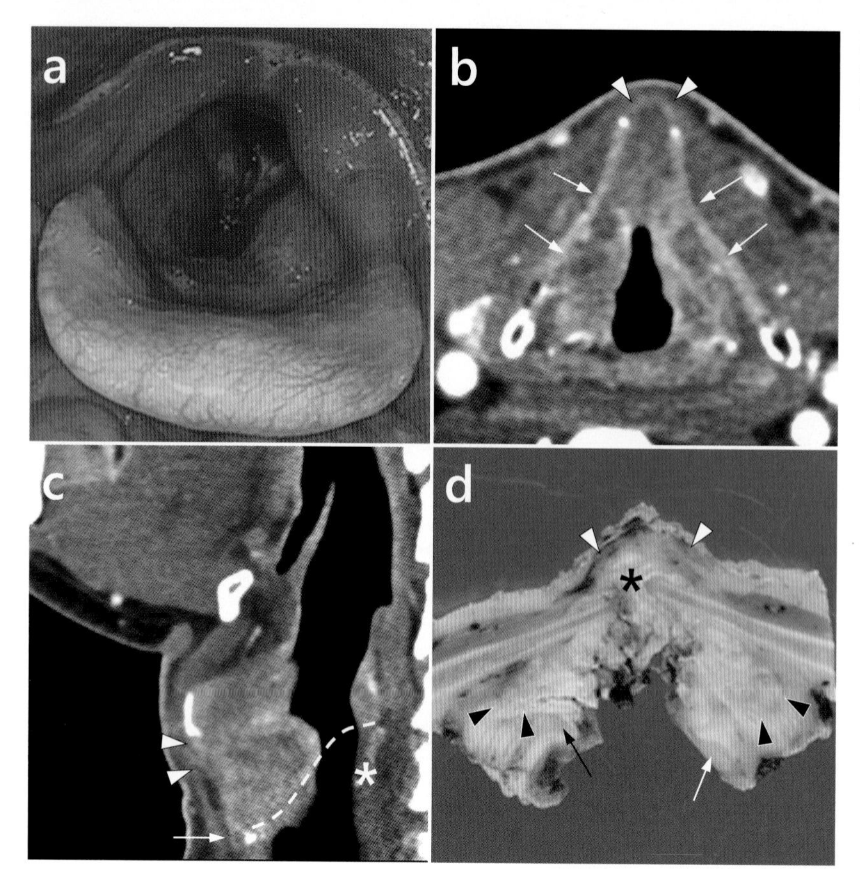

図 2.
喉頭外浸潤の有無が診断困難な両側声帯
範再発例(rT3～T4a 病変)
a：内視鏡にて，前交連を中心とした
瘍は両側声帯突起付近および声門下
進展している．両側声帯および左披
部の運動制限を伴う
b：声門レベルの造影CT水平断像にて
前交連から両側声帯後方へ進展する
瘍(矢印)は甲状軟骨正中部で前方へ
度突出してみえるが(矢尻)，明確に
頭外浸潤と診断することは困難であ
c：頸部正中の造影CT矢状断像にて
輪状軟骨弓レベル(矢印)まで著明に
門下進展する腫瘍を認める．甲状軟
前方の脂肪層はやや不明瞭である(
尻)が，明確に喉頭外浸潤と診断する
とは困難である．また，輪状軟骨弓(
印)と輪状軟骨板(★)から想定され
輪状軟骨上縁(点線)を超える声門下
展を前方で認める．喉頭全摘出術へ
術中移行の可能性を説明のうえで喉
亜全摘出術を施行した
d：ホルマリン固定後切片標本では，
瘍の前交連前方への喉頭外浸潤(★)
認めたが，術前画像と術中硬結所見
ら胸骨甲状筋(白矢尻)と白線結合織
合併切除を行い断端陰性であった．
方では披裂軟骨(黒矢印：左披裂軟骨
半部，白矢印：右声帯突起)の近傍ま
腫瘍が浸潤(黒矢尻)していた(49か
間無病生存中)

つれて広くなり，声帯膜様部中央では約 1 mm である[14]．したがって，傍声門間隙浸潤があると T3 の診断となるだけでなく，甲状軟骨や喉頭蓋前間隙，声門下，下咽頭へ容易に浸潤し得ることに留意を要する．同部への浸潤は放射線治療や TLM による局所制御率の低下[15)16]や，リンパ節転移率の上昇[17]をきたすことが報告されており，治療方針に大きく影響する．

近年，声帯突起先端を境界として傍声門間隙を前部と後部に分けることの重要性が報告されており，声帯可動性低下・固定は前部浸潤を，披裂部固定は後部浸潤や輪状披裂関節浸潤を示唆する所見である[9]．一方で，前部への腫瘍浸潤のみでは声帯可動性が保たれることがあることや，傍声門間隙浸潤がなくても圧迫や炎症，内喉頭筋浸潤による声帯・披裂部可動性低下を生じ得ることに留意した画像読影が必要である[18]．CT や MRI による傍声門間隙浸潤検出の診断精度は腫瘍周囲の炎症のため低いが[7)19]，後部浸潤の有無に関して MRI の診断精度は良好であったという報告もあり[18]，CT で評価困難な症例では治療選択の参考になる(図 3)．

傍声門間隙浸潤例に対する術式を考えるうえで，画像検査にて間隙前部にとどまり甲状軟骨との間に明らかな正常組織の層があると読影できれば，TLM type Ⅳや喉頭垂直部分切除術による切除が可能である．しかし，前述のように前部では脂肪層が薄いため必然的に腫瘍が軟骨に近接する一方で，画像検査の診断精度には限界がある．内軟骨膜の合併切除により結果的に断端陰性となることは期待できるが，術前に軟骨表層浸潤を明確に否定できる症例は限られる．また，喉頭室ではしばしば患側・健側ともに声帯進展より後方まで進展がみられることにも留意を要する(図 1, 3, 4)．

傍声門間隙を甲状軟骨に含めて全切除できることから同間隙浸潤例は SCL のよい適応であり[11]，TLM や化学放射線療法よりも良好な成績が報告されている[12]．しかし，後部浸潤を認める場合は，

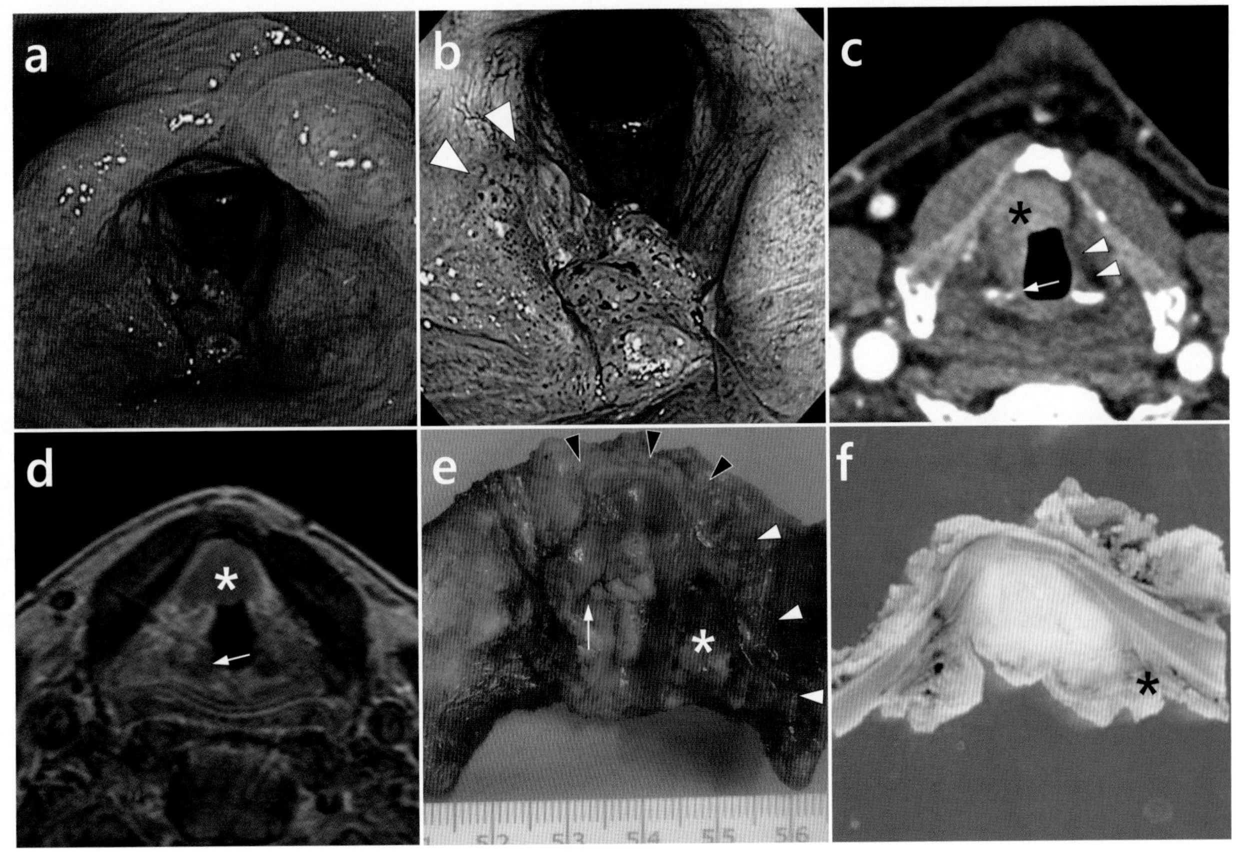

図 3. 後方浸潤が疑われた右傍声門間隙浸潤例(rT3 病変)

a：内視鏡にて，前交連から右喉頭室を中心とした腫瘍を認め，声帯運動制限は伴わない.
b：内視鏡の狭帯域光観察にて，右喉頭室後端および声帯突起先端を超える後方粘膜への腫瘍進展(矢尻)を認める
c：声門レベルの造影 CT にて，右傍声門間隙前部に浸潤する腫瘍(★)を認め，披裂軟骨(矢印)付近の傍声門間隙後部脂肪織(健側を矢尻で示す)まで浸潤していることが否定できない
d：声門レベルの造影 MRI T1 強調像にて，腫瘍(★)の右傍声門間隙後部浸潤は明らかでない(矢印：披裂軟骨).声帯可動性所見と併せて喉頭亜全摘出術が可能と判断した
e：切除検体では，腫瘍は声門～仮声帯レベルの前交連および右側喉頭室を主座とし，術前評価困難であった対側喉頭室への進展(矢印)を認めた．右傍声門間隙脂肪織(白矢尻)の切除および声門後方粘膜の安全域確保のため，右披裂軟骨(★)を合併切除した(黒矢尻：喉頭蓋前間隙脂肪織)
f：ホルマリン固定後切片標本では，傍声門間隙後部脂肪織(★)により切除安全域が確保されていた(54 か月間無病生存中)

輪状披裂関節・輪状軟骨板浸潤および下咽頭や頸部軟部組織などの喉頭外浸潤を生じる可能性があり，前部浸潤例と比べて生存率低下を認めるため，SCL の適用可否は慎重に検討すべきである(図 5)[12]．輪状披裂関節や喉頭外浸潤をきたしていないか評価したうえで，患者の全身状態や要望，頸部リンパ節転移の有無による術後(化学)放射線治療の要否を勘案して最終的には決定すべきであるが，第一選択は TL となる.

喉頭蓋前間隙浸潤

喉頭蓋前間隙は喉頭蓋軟骨の前方のみでなく外側後方にも広がっており，主に上方は舌骨喉頭蓋靱帯に，前方は甲状舌骨膜と甲状軟骨に，後方は甲状披裂筋に，側方は喉頭蓋と甲状軟骨に境され，その外側後方は境界不明瞭に傍声門間隙と接している[14]．喉頭蓋前間隙は血流不良な部位であり，同部への浸潤例では放射線治療による局所制御率は低下したと報告されている[20]一方で，TLM では低下しなかったと報告されている[15].

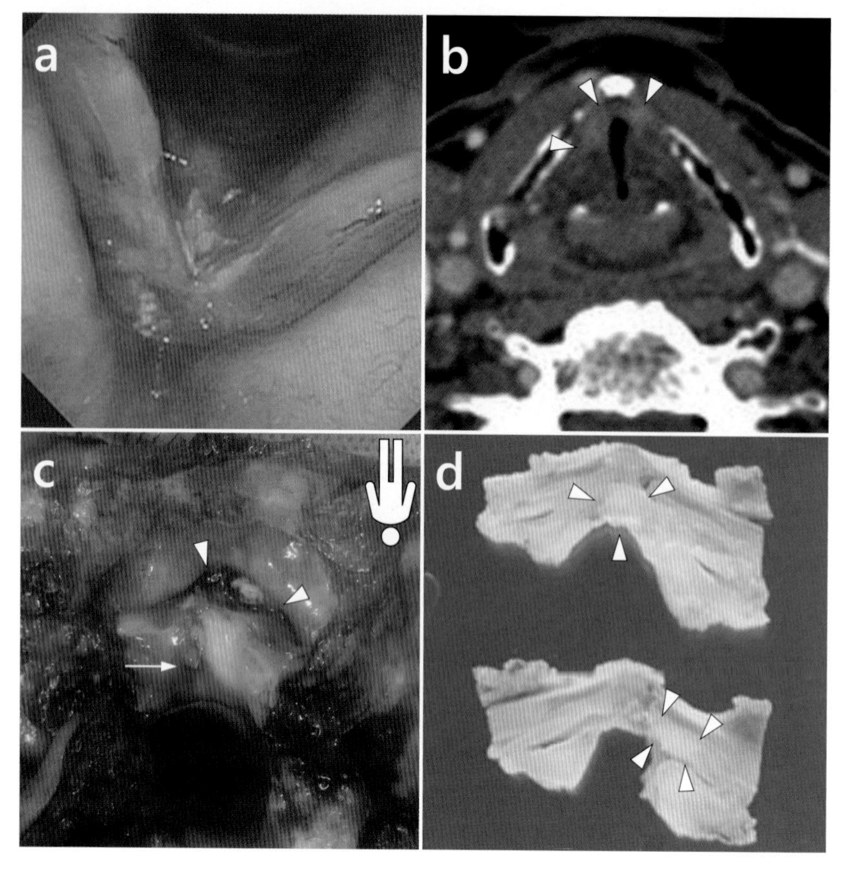

図 4.
術前診断困難な右喉頭室広範進展例(rT2 病変)
a：内視鏡にて，前交連に軽度下方進展を伴う限局性びらんを認め，明らかな後方進展や声帯運動制限を認めない
b：声門レベルの造影 CT にて，右声帯前方から前交連周囲にかけて造影域(矢尻)を認めるが，明らかな甲状軟骨浸潤を認めない
c：術中所見では，前交連びらんや声門下進展(矢印)に加えて，内視鏡では指摘困難な右喉頭室内に充満する腫瘍(矢尻)を認めた
d：ホルマリン固定後切片標本では，前交連および右喉頭室内に腫瘍(矢尻)を認めたが，甲状軟骨浸潤は認めなかった(53 か月間無病生存中)

喉頭蓋前間隙浸潤に対する画像診断精度についての報告は限られるが，CT の診断は傍声門間隙と同様に腫瘍周囲の炎症の影響を受けやすく，過剰診断に留意する必要があると報告されている[21]．一方，MRI の診断精度は傍声門間隙についてよりも良好であると報告されている[19]．

喉頭蓋前間隙の脂肪織は傍声門間隙と比較すると幅があり，声門上癌において同部浸潤があっても腫瘍と甲状舌骨膜や舌骨との間に正常脂肪織の層を認める場合は，TLM による治療成績低下はないと報告されている[9]．また，同様の病変に対しては経口的切除術として，経口的咽喉頭部分切除術(transoral videolaryngoscopic surgery；TOVS)[22]やロボット支援下経口的手術(transoral robotic surgery；TORS)[23]も適応となり，TLM より良好な視野が得られるため安全域をより確保しやすいと考える．これらの経口的切除術が未発達であった時代においてはこのような声門上病変に対して声門上喉頭部分切除術が行われていたが，術後の誤嚥を生じやすいため[10]，現在は舌骨浸潤をはじめとした喉頭外浸潤を伴う場合に適応が限られると考える．

喉頭蓋前間隙病変でより問題となるのは，声門病変の上方浸潤である．そのような場合は外切開手術を検討する必要があり，舌骨や舌根浸潤がなければ SCL が適応となる(図 5，6)．SCL では喉頭蓋前間隙や喉頭蓋への浸潤程度により，喉頭蓋を温存する術式(cricohyoidoepiglottopexy；CHEP)と合併切除する術式(cricohyoidopexy；CHP)が選択可能である[11]．しかし，同部浸潤は予後に影響しないという報告[24]と頸部リンパ節転移率が上昇して予後に影響するという報告があり[25]，少なくとも著明な同部浸潤と頸部転移を有する場合は TL との選択を慎重に検討すべきである．また，舌骨や舌根，披裂喉頭蓋ヒダ～披裂部稜線に病変がおよぶ場合は TL が適応となる．

声門下進展

声門下部の下端は輪状軟骨下縁で明確であるが，上端すなわち声門と声門下との境界には議論

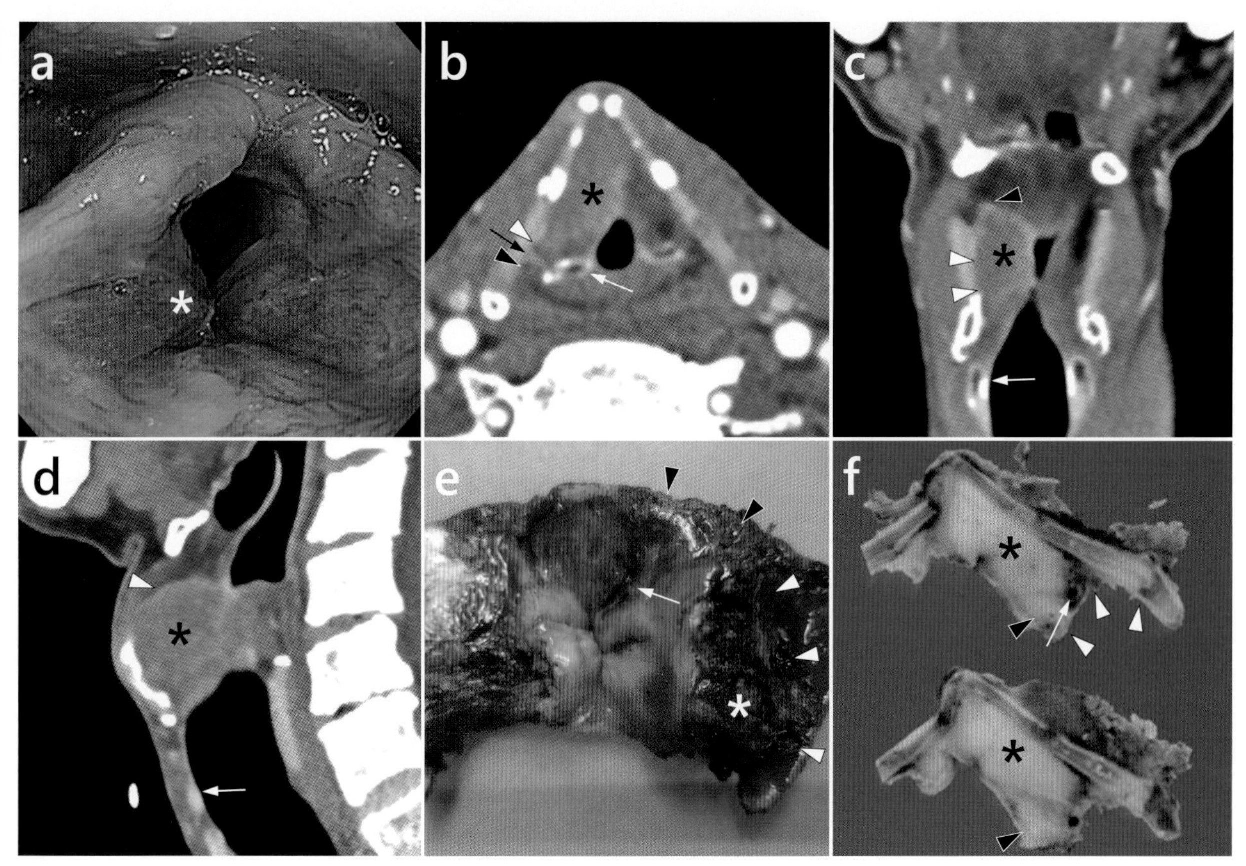

図 5. 傍声門間隙後部・喉頭蓋前間隙浸潤を認めた経声門癌初発例(T3 病変)

a：内視鏡にて，右仮声帯の発赤・腫脹(★)および右声帯固定を認めるが，披裂部の運動は残存している

b：声門レベルの造影 CT 水平断像にて，右声門から傍声門間隙を占拠する腫瘍(★)の後端(白矢尻)は傍声門間隙後部まで浸潤し，梨状陥凹(黒矢尻)や後方へ圧排された披裂軟骨(白矢印)に近接するが，右上喉頭動脈下行枝(黒矢印)が介在しそれらへの浸潤は認めない．披裂部可動性所見と併せて喉頭亜全摘出術が可能と判断した

c：声帯前 1/2 レベルの造影 CT 冠状断像にて，腫瘍(★)は右傍声門間隙(白矢尻)から頭側は喉頭蓋前間隙(黒矢尻)へ浸潤していたが，声門下進展は認めなかった(矢印：輪状軟骨)

d：頸部正中の造影 CT 矢状断像にて，腫瘍(★)の頭側は喉頭蓋前間隙(矢尻)に浸潤しているが，舌骨への近接は認めない(矢印：輪状軟骨弓)．喉頭亜全摘出術を行ううえで，喉頭蓋合併切除(cricohyoidopexy)が選択肢となるが，本例では舌骨下近傍より喉頭前庭に進入して喉頭蓋を温存(cricohyoidoepiglottopexy)した

e：切除検体では，声帯・喉頭室・仮声帯レベルに腫瘍露出を認めなかったが，喉頭蓋結節右側に潰瘍形成(矢印)を認めた．右披裂軟骨(★)とともに喉頭蓋前間隙(黒矢尻)と傍声門間隙脂肪織(白矢尻)の脂肪織を可及的に合併切除した

f：ホルマリン固定後切片標本では，腫瘍(★)後端と梨状陥凹切離部(白矢尻)との間には，披裂軟骨(黒矢尻)と上喉頭動脈下行枝(矢印)の介在を認め，断端陰性であった(84 か月間無病生存中)

が多い．American Joint Commission on Cancer (AJCC)では左右喉頭室外側縁と声帯上面を通過する基準平面の 1 cm 尾側の平面を境界としているが，内視鏡でも画像診断でも明確な確認が困難であり，声帯自由縁の 5 mm あるいは 1 cm 尾側として扱う場合が多い[4]．これに加えて，咽頭反射があることや声帯ヒダの死角になること，声門下進展は粘膜下浸潤しやすいことから，声門下進展の内視鏡評価は困難である[13]．

前述のように前交連や傍声門間隙浸潤例では声門下進展を生じやすく，また後方病変も下方へ進展しやすい[11]．しかし，画像検査による粘膜進展の評価は困難であり(図 7)，画像検査の主な役割は粘膜下浸潤や輪状軟骨浸潤の有無の評価ということになる．読影の際に，声門後方は輪状軟骨板上縁と近接することに留意を要する[11]．声門下進展は輪状甲状間膜を介して喉頭前頸部軟部組織への喉頭外浸潤を生じることがある．また，声門下

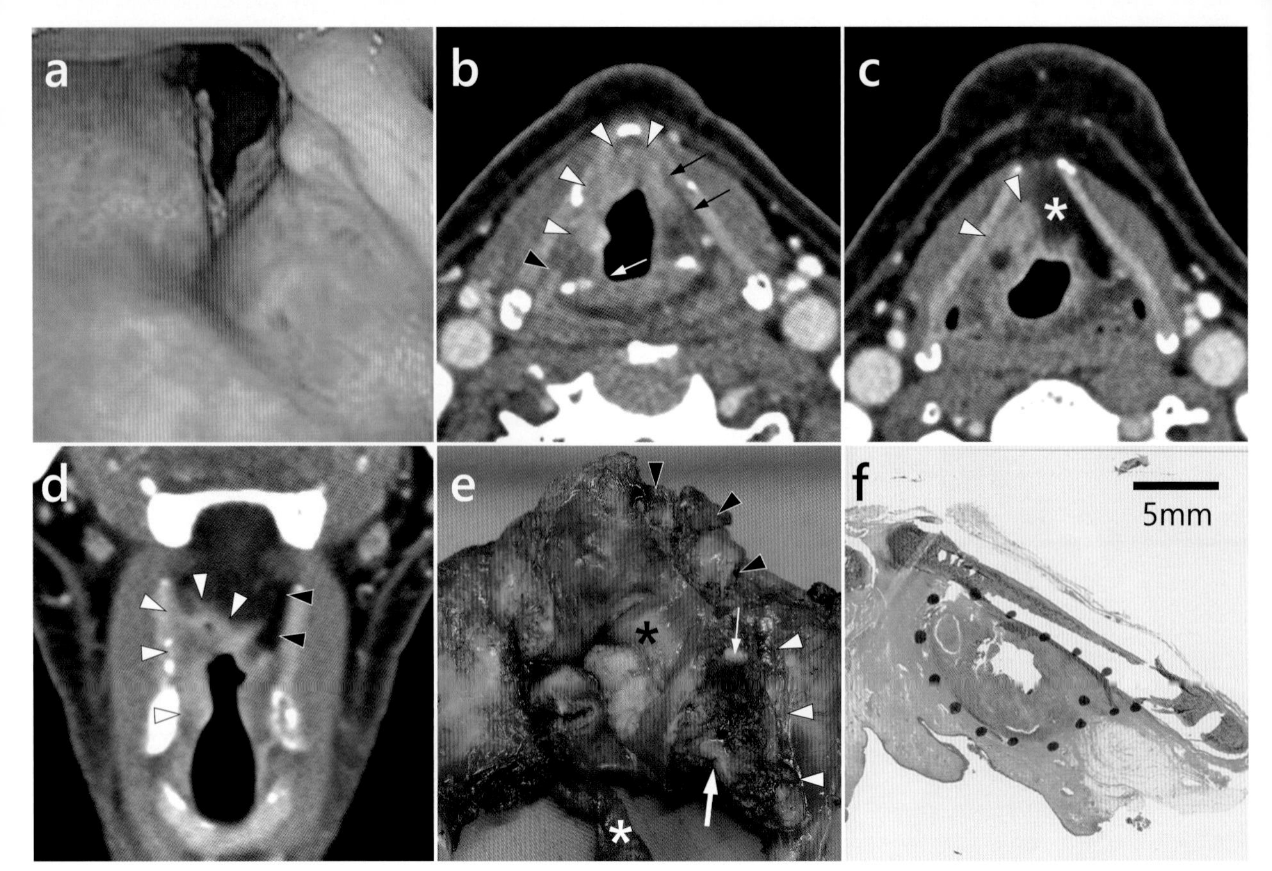

図 6． 潜在性の喉頭蓋前間隙浸潤例（rT3 病変）

a：内視鏡にて，右声帯膜様部全長から声帯軟骨部におよぶ壊死性腫瘍を認めるが，声門上側進展は指摘困難である．右声帯固定および披裂部の運動制限を認める

b：声門レベルの造影 CT 水平断像にて，腫瘍（白矢尻）は右傍声門間隙脂肪織（健側を黒矢印で示す）に浸潤し披裂軟骨（白矢印）を後方へ圧排しているが，腫瘍後端と披裂軟骨や梨状陥凹（黒矢尻）との間には脂肪織を認める．喉頭全摘出術への術中移行の可能性を説明のうえで喉頭亜全摘出術を施行した

c：仮声帯上側レベルの造影 CT 水平断像にて，腫瘍（矢尻）は喉頭蓋前間隙（★）の右側へ粘膜下で浸潤している

d：声帯前 1/3 レベルの造影 CT 冠状断像にて，腫瘍（白矢尻）は声門から喉頭蓋前間隙脂肪織（健側を黒矢尻で示す）の右側へ上方浸潤している．声門下進展は認めない．切除時に傍声門間隙だけでなく，喉頭蓋前間隙脂肪織を十分に合併切除すべき症例と判断した．

e：切除検体では，腫瘍は右声帯膜様部全体から前交連におよび喉頭室を占拠していた．喉頭室・傍声門間隙を経た上方浸潤により，仮声帯の粘膜下腫脹を認めた（黒★）．披裂軟骨（細矢印：尖部，太矢印：輪状関節面）と傍声門間隙脂肪織（白矢尻）を合併切除するとともに，喉頭蓋前間隙脂肪織（黒矢尻）を可及的に切除した（白★：甲状腺錐体葉・峡部）

f：HE 染色標本では，喉頭蓋前間隙の疎性結合織内右側に粘膜露出のない腫瘍浸潤を認めた（断端陰性，術後 2 か月経過）

進展例では，喉頭前リンパ節（Delphian node）転移や気管前・気管傍リンパ節転移を生じることがあり（図 8），重要な予後不良因子となる[26]．

これらから，声門下進展例における機能温存手術適否の判断は容易でない．TLM では前交連進展の項でも述べたように局所制御率が低下し，完全切除例でも同様であることが報告されているため[27]，適応は限られる．声門下進展が前方に限られる場合は喉頭垂直部分切除術が適応となり得るが，通常の喉頭進入部位である輪状甲状間膜切開を輪状軟骨上縁とすることや，進入部位を甲状軟骨上縁側からとするなどの対応を要する．

声門下進展が側方にも広がる場合は SCL が適応となり得る．適応となる声門下進展は声帯遊離縁から前方で 10〜15 mm，後方で 5〜8 mm 未満と報告されているが，術前にその厳密な計測は困

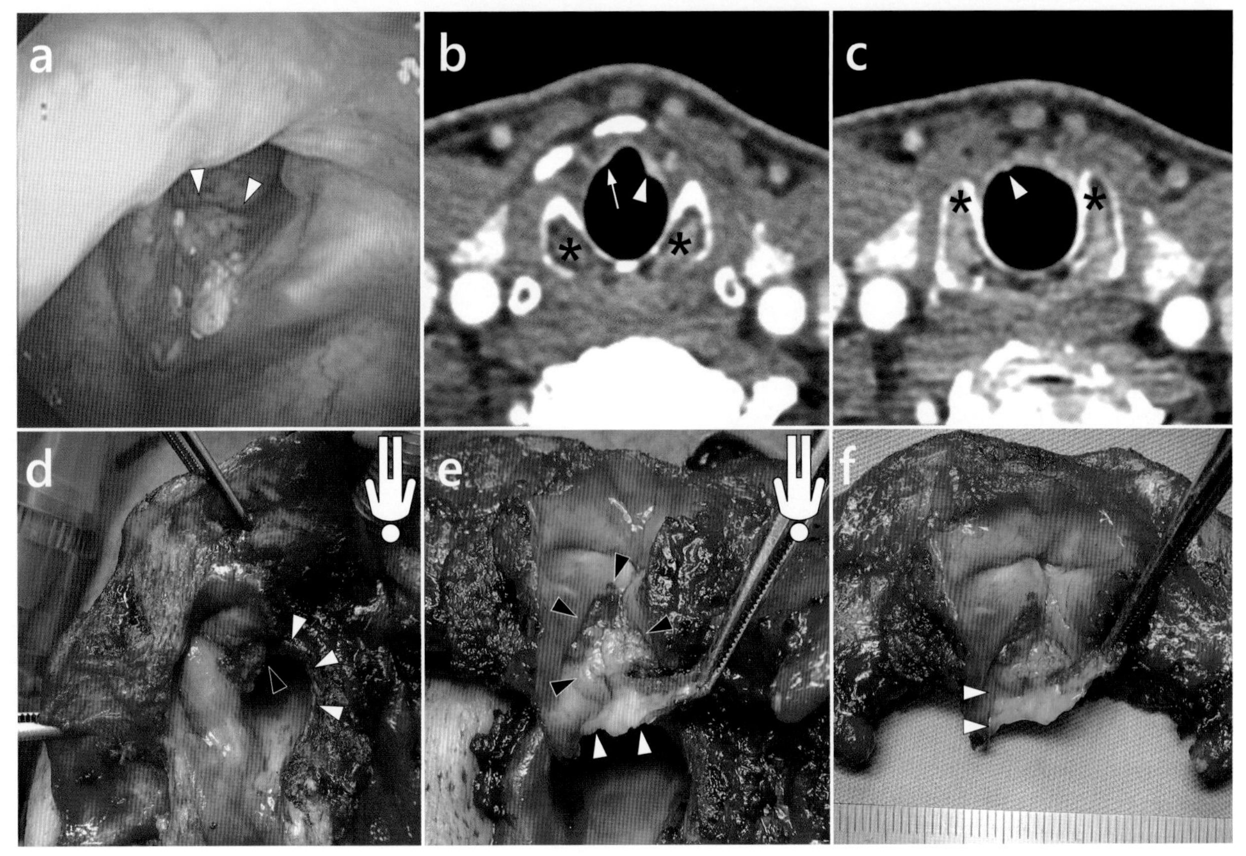

図 7．進展範囲が診断困難な声門下再発例(rT2 病変)

a：内視鏡にて，左声帯前方から前交連にかけて角化性病変を認め，右声門下にも微小な角化を認める．術前診断は困難であったが，後方視的にみると声門下前方の軽度粘膜膨隆(矢尻)を認める．声帯運動制限を認めない

b：声門下レベルの造影 CT にて，左側前方に軽度隆起を伴う造影域(矢尻)を認め，深部浸潤は認めない．通常の喉頭亜全摘出術で行う輪状軟骨弓上縁での切離が可能と判断したが，後方視的にみると，造影域は右側前方(矢印)におよんでいる(★：輪状軟骨板)

c：b のやや尾側レベルの造影 CT にて，後方視的にみると内視鏡での右声門下角化病変に対応すると考える小隆起(矢尻)を認める(★：輪状軟骨弓・板移行部)

d：術中所見．輪状軟骨弓右側上縁(白矢尻)に沿って輪状甲状間膜の切離を進めると，腫瘍下端(黒矢尻)に近接した．

e：術中所見．腫瘍(黒矢尻)からの切除安全域として，輪状軟骨弓下縁まで内軟骨膜を付けた粘膜切離(白矢尻)を行った

f：切除検体では，腫瘍下端は声帯遊離縁から 15 mm あったが，表在病変であれば輪状軟骨の内軟骨膜を付けることで腫瘍下端から 5 mm の安全域(矢尻)を付けることが可能と考えられた(90 か月間無病生存中)

難である[13]．それを反映して，当科における SCL 施行例の検討で声門下は断端近接・陽性がもっとも生じやすい部位であった[28]．よって，術中に想定よりも輪状軟骨に近接していることは稀でなく，そのような場合に我々は輪状軟骨内軟骨膜を合併切除することで対処している(図 7)．それのみで対処困難な声門下進展を認めた場合には輪状軟骨を部分切除する気管上喉頭摘出術(supratracheal laryngectomy)が選択肢となり，術中に SCL から移行することも可能であるが(図 9)，術前より明らかに輪状軟骨レベルにおよぶ声門下進展を認めた場合の第一選択は TL と考える．

声門後方進展

前述のように声門後方は輪状軟骨板上縁と近接するため，後方進展例は TLM や喉頭部分切除術の適応とはならない．傍声門間隙浸潤の項で述べたように，輪状披裂関節や輪状軟骨板，梨状陥凹への腫瘍浸潤・近接の有無は SCL と TL の選択にかかわる．内視鏡にて深部浸潤を疑わない場合を

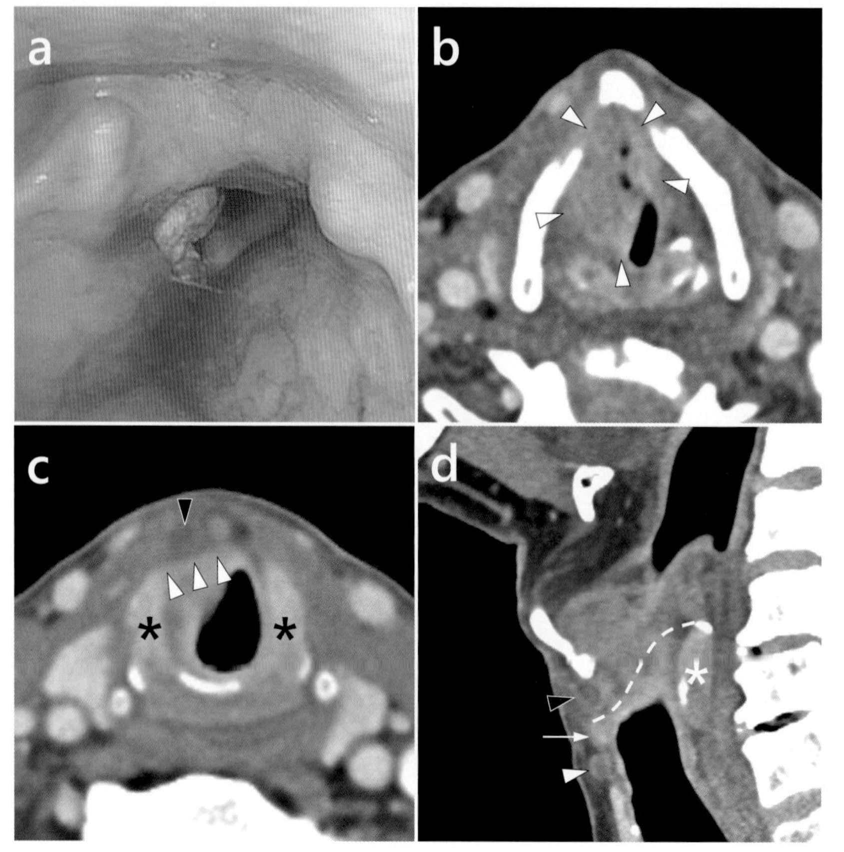

図 8.
喉頭前リンパ節転移を伴う初発声門癌声門下進展例(T3 病変)

a：内視鏡にて，右声帯全長におよぶ腫瘍を認め，声門狭窄および右声帯固定を認める．声門下進展の評価は困難である

b：声門レベルの造影 CT にて，右声帯から傍声門間隙を占拠し左声帯前方におよぶ腫瘍(矢尻)を認める

c：声門下レベルの造影 CT にて，輪状軟骨板と弓部の移行部(★)の右側に接して腫瘍の声門下進展を認めるが，明らかな輪状甲状間膜外浸潤は認めない(白矢尻)．輪状甲状間膜の前方に喉頭前リンパ節(Delphian node)への転移(黒矢尻)を認める

d：頸部正中の造影 CT 矢状断像にて，喉頭前リンパ節転移(黒矢尻)および気管前リンパ節転移(白矢尻)を認める．輪状軟骨弓(矢印)と輪状軟骨板(⋏)から想定される輪状軟骨上縁(点線)を超える声門下進展は，後方で著明である．これらの所見より，機能温存は不能と判断して喉頭全摘出術を施行した(術後化学放射線療法施行，35 か月間無病生存中)

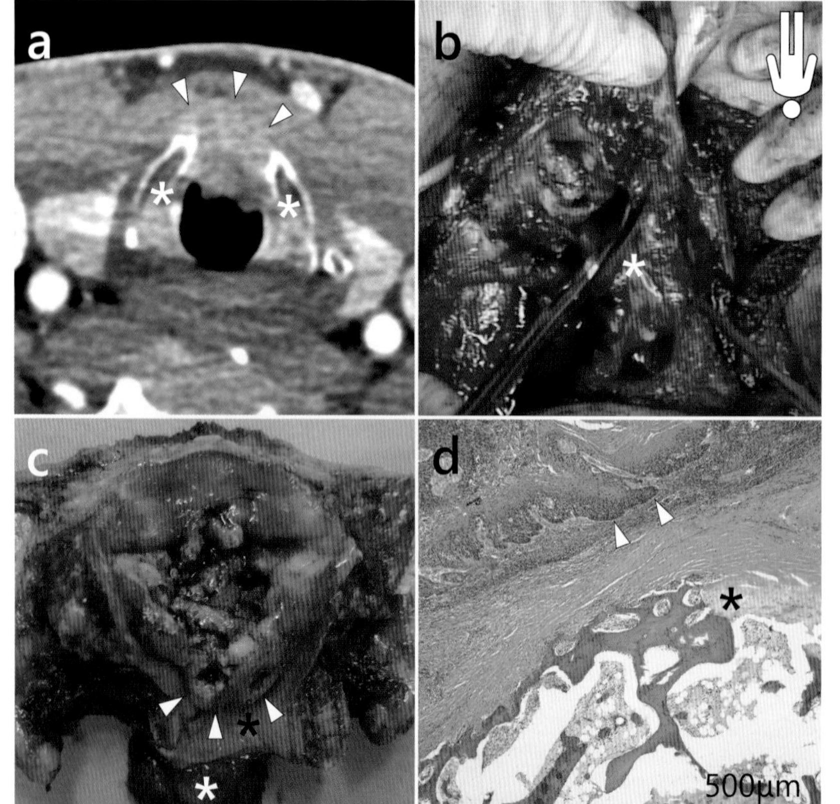

図 9.
著明な声門下進展に対する輪状軟骨弓合併切除例(図 2 と同症例)

a：声門下レベルの造影CTにて，輪状軟骨板・弓部移行部(★)より前方で著明な声門下進展を認めたが，輪状甲状間膜前方への明らかな喉頭外浸潤を認めなかった(矢尻)

b：術中所見．声門から輪状軟骨弓上縁におよぶ腫瘍を認めたため，まず右側より輪状軟骨板・弓部移行部を剪断した(★：輪状軟骨板上縁)

c：切除検体では，腫瘍は両側声帯から下端(矢尻)は輪状軟骨弓(黒★)上縁におよんでいた(白★：甲状腺峡部)

d：HE 染色標本では，腫瘍(矢尻)の輪状軟骨(★)への浸潤を認めなかった

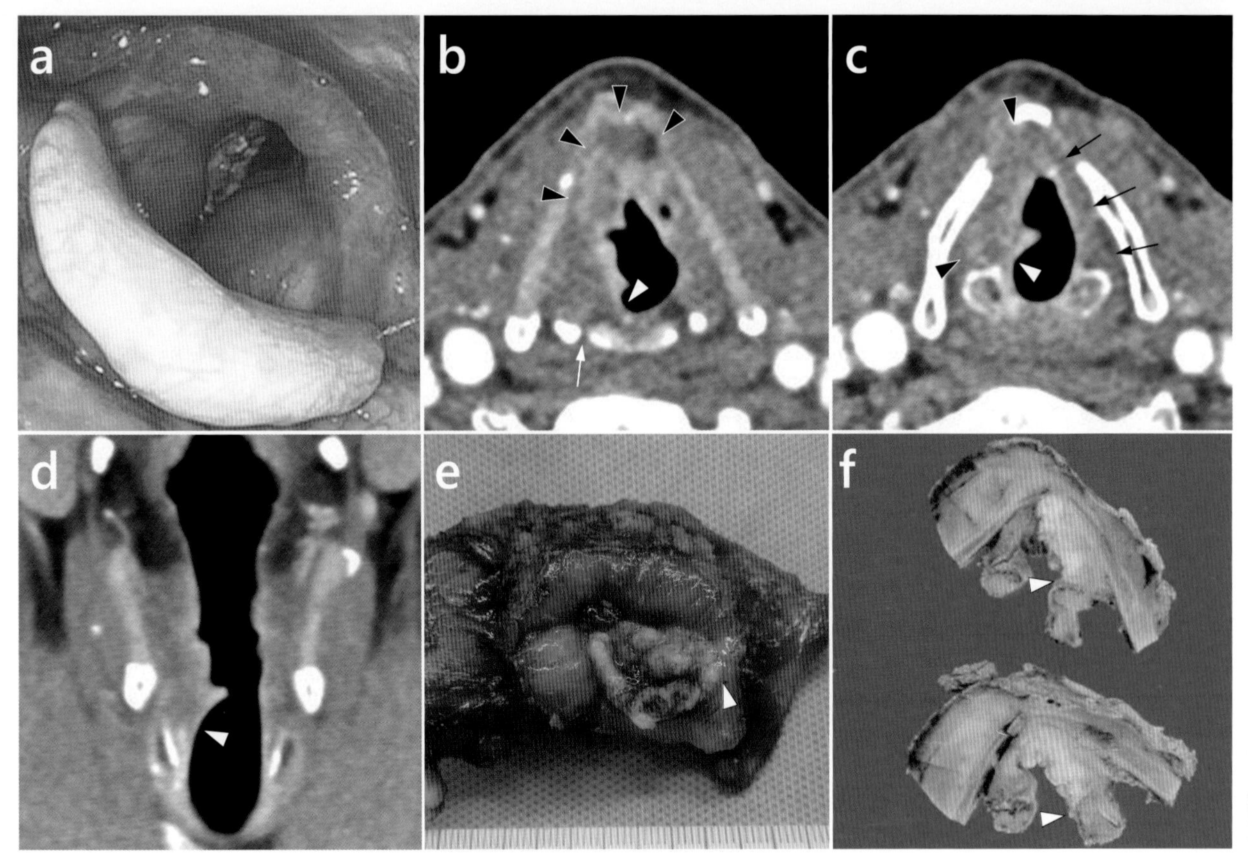

図 10. 後交連・披裂部近傍まで後方進展した初発声門癌例(T3 病変)
a：内視鏡にて，右声帯全長にわたる壊死性腫瘍を認めるが，声帯運動制限を認めない
b：声門レベルの造影 CT にて，腫瘍(黒矢尻)は右声帯前方を中心として認め，後方は後交連付近(白矢尻)までおよぶが，輪状披裂関節(矢印)や輪状軟骨への浸潤は認めない
c：声門やや下方レベルの造影 CT にて，腫瘍(黒矢尻)により右傍声門間隙(健側を矢印で示す)は消失しており，後方では輪状軟骨板上縁と近接するが，明らかな浸潤を認めない(白矢尻)
d：声門後方の造影 CT 冠状断像にて，右声門腫瘍後下側は輪状軟骨と近接するが，明らかな浸潤を認めない(矢尻).腫瘍後側の輪状軟骨との近接に留意して喉頭亜全摘出術を施行した
e：切除検体では，腫瘍後側は後交連正中より健側の粘膜断端付近におよんでいた(矢尻)
f：ホルマリン固定後切片標本では，後方(矢尻)を含めて断端陰性であった(44 か月間無病生存中)

含めて声門後方への粘膜進展を認めた場合は，必然的に輪状軟骨と近接することに留意が必要であり(図 10)[11]，近接の程度を慎重に読影する必要がある．後交連までの進展例は稀であるが[4]，TL が適応となる．

おわりに

良好な手術成績は，適切な画像読影に基づいた病変範囲評価と術式選択に依拠する．適切な読影ができるようになるためには，症例毎に画像所見を術前診察所見と比較検討するだけでなく，術中・術後所見とも再度比較検討して学ぶ姿勢が欠かせない．また術式選択の際には，画像検査による術前診断に限界があることも勘案したうえで，過剰治療や過小治療とならないかどうかを慎重に判断することも必要である．適切な術式選択により根治だけでなく機能温存を追求することは，頭頸部外科医としての責務であり，また矜持である．

文　献

1）日本頭頸部癌学会(編)：頭頸部癌診療ガイドライン 2018 年版．金原出版，2017.
2）Tulli M, Re M, Bondi S, et al：The prognostic value of anterior commissure involvement in

T1 glottic cancer：A systematic review and meta-analysis. Laryngoscope, **130**：1932-1940, 2020.

Summary T1 声門癌における前交連進展の影響について初めてメタアナリシスを施行し，局所制御率の低下を示した．

3）佐藤公則，松島康二，一色信彦ほか：甲状軟骨形成術Ⅱ型成功のための前交連周囲の臨床組織解剖．喉頭, **26**：1-5, 2014.

4）尾尻博也：喉頭：461-557，頭頸部の臨床画像診断学 改訂第 4 版．南江堂, 2021.

5）Ulusan M, Unsaler S, Basaran B, et al：The incidence of thyroid cartilage invasion through the anterior commissure in clinically early-staged laryngeal cancer. Eur Arch Otorhinolaryngol, **273**：447-453, 2016.

6）Kuno H, Sakamaki K, Fujii S, et al：Comparison of MR Imaging and Dual-Energy CT for the Evaluation of Cartilage Invasion by Laryngeal and Hypopharyngeal Squamous Cell Carcinoma. Am J Neuroradiol, **39**：524-531, 2018.

7）Becker M, Burkhardt K, Dulguerov P, et al：Imaging of the larynx and hypopharynx. Eur J Radiol, **66**：460-479, 2008.

8）Remacle M, Van Haverbeke C, Eckel H, et al：Proposal for revision of the European Laryngological Society classification of endoscopic cordectomies. Eur Arch Otorhinolaryngol, **264**：499-504, 2007.

9）Peretti G, Piazza C, Mora F, et al：Reasonable limits for transoral laser microsurgery in laryngeal cancer. Curr Opin Otolaryngol Head Neck Surg, **24**：135-139, 2016.

10）川端一嘉：喉頭・下咽頭癌に対する機能温存手術と術後管理．日耳鼻会報, **118**：682-685, 2015.

11）宮本俊輔，清野由輩，松木　崇ほか：喉頭亜全摘出術(supracricoid laryngectomy)の適応と限界　切除線の観点からみた検討．喉頭, **31**：84-91, 2019.

12）Succo G, Crosetti E, Bertolin A, et al：Treatment for T3 to T4a laryngeal cancer by open partial horizontal laryngectomies：Prognostic impact of different pathologic tumor subcategories. Head Neck, **40**(9)：1897-1908, 2018.

Summary 進行喉頭癌を声帯突起先端で前部と後部に分けて，後部浸潤例で局所制御率や生存率が低下することを示した．

13）宮本俊輔，清野由輩，松木　崇ほか：気管上喉頭亜全摘出術を施行した声門下進展再発喉頭癌の 2 例．頭頸部癌, **46**：302-310, 2020.

14）佐藤公則：喉頭の立体解剖 大切片連続段階標本による研究．耳鼻と臨, **33**：153-182，1987.

Summary 機能温存手術を施行するうえで有用な喉頭解剖について，組織の立体的位置関係を中心に詳細に解説している．

15）Vilaseca I, Nogués-Sabaté A, Avilés-Jurado FX, et al：Factors of local recurrence and organ preservation with transoral laser microsurgery in laryngeal carcinomas；CHAID decision-tree analysis. Head Neck, **41**：756-764, 2019.

16）Murakami R, Nishimura R, Baba Y, et al：Prognostic factors of glottic carcinomas treated with radiation therapy：value of the adjacent sign on radiological examinations in the sixth edition of the UICC TNM staging system. Int J Radiat Oncol Biol Phys, **61**：471-475, 2005.

17）Chijiwa H, Sato K, Umeno H, et al：Histopathological study of correlation between laryngeal space invasion and lymph node metastasis in glottic carcinoma. J Laryngol Otol, **123**：48-51, 2009.

18）Ravanelli M, Paderno A, Del Bon F, et al：Prediction of Posterior Paraglottic Space and Cricoarytenoid Unit Involvement in Endoscopically T3 Glottic Cancer with Arytenoid Fixation by Magnetic Resonance with Surface Coils. Cancers(Basel), **11**：67, 2019.

19）Banko B, Djukic V, Milovanovic J, et al：MRI in evaluation of neoplastic invasion into preepiglottic and paraglottic space. Auris Nasus Larynx, **41**：471-474, 2014.

20）Hermans R, Van den Bogaert W, Rijnders A, et al：Predicting the local outcome of glottic squamous cell carcinoma after definitive radiation therapy：value of computed tomography-determined tumour parameters. Radiother Oncol, **50**：39-46, 1999.

21）Bozkurt G, Ünsal Ö, Çelebi İ, et al：Does CT help in predicting preepiglottic space invasion in laryngeal carcinoma? Auris Nasus Larynx, **45**：546-552, 2018.

22）荒木幸仁，冨藤雅之，山下　拓ほか：喉頭癌に対する経口的切除術の適応と限界．喉頭，**27**：97-102，2015.

23) Park YM, Kim WS, Byeon HK, et al：Surgical techniques and treatment outcomes of transoral robotic supraglottic partial laryngectomy. Laryngoscope, **123**：670-677, 2013.

24) Suoglu Y, Guven M, Kiyak E, et al：Significance of pre-epiglottic space invasion in supracricoid partial laryngectomy with cricohyoidopexy. J Laryngol Otol, **122**：623-627, 2008.

25) Joo YH, Park JO, Cho KJ, et al：Relationship between preepiglottic space invasion and lymphatic metastasis in supracricoid partial laryngectomy with cricohyoidopexy. Clin Exp Otorhinolaryngol, **7**：205-209, 2014.

26) Nakayama M, Seino Y, Okamoto M, et al：Clinical significance of positive Delphian node in supracricoid laryngectomy with cricohyoidoepiglottopexy. Jpn J Clin Oncol, **41**：987-991, 2011.

27) Carta F, Bandino F, Olla AM, et al：Prognostic value of age, subglottic, and anterior commissure involvement for early glottic carcinoma treated with CO2 laser transoral microsurgery：a retrospective, single-center cohort study of 261 patients. Eur Arch Otorhinolaryngol, **275**：1199-1210, 2018.

28) Nakayama M, Holsinger C, Okamoto M, et al：Clinicopathological analyses of fifty supracricoid laryngectomized specimens：evidence base supporting minimal margins. ORL J Otorhinolaryngol Relat Spec, **71**：305-311, 2009.
Summary 喉頭亜全摘術を施行した50例の切除断端について解析を行い，下方断端がもっとも近接しやすいことを示した．

MB ENT, 277：67-74, 2022

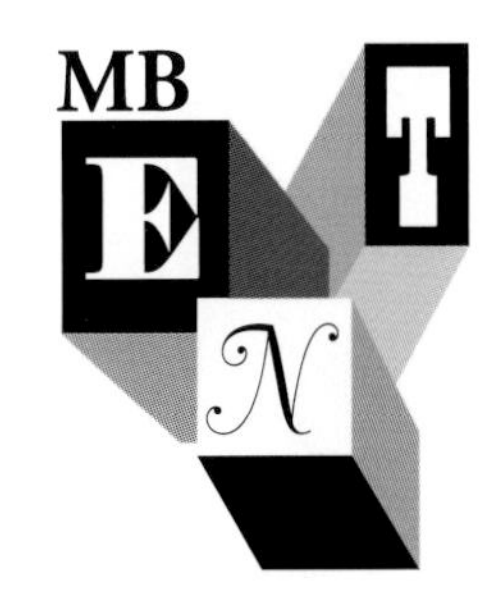

◆特集・どうみる！頭頸部画像―読影のポイントと pitfall―

下咽頭癌に対する術式選択の際の画像をどうみる！

勇内山大介[*1]　塚原清彰[*2]

Abstract　transoral surgery（TOS）は近年咽喉頭領域の表在癌に行われ，その有用性が知られてきている手術方法である．TOS の利点は臓器温存と低侵襲性である．一方で，TOS 切除範囲には限界があり，深部浸潤症例や腫瘍体積の大きい症例では適応となりにくい．筋層浸潤症例では適応に依然議論の余地がある．また，節外浸潤を伴う頸部リンパ節転移のある症例は，術後化学放射線療法の適応であり，TOS で切除可能な病変は化学放射線療法で完治できる可能性が高い．粘膜下層まで達すると全体的適応ではなく相対的適応となる．本稿では TOS の適応判断における T 因子，N 因子，M 因子，それぞれの病期診断に対する画像診断の役割を示し，各モダリティの特徴と pitfall について概説する．

Key words　下咽頭（hypopharynx），CT（computed tomography），MRI（magnetic resonance imaging），FDG-PET（fluorodeoxyglucose-positron emission tomography），経口腔的手術（transoral surgery）

はじめに

下咽頭は解剖学的に視野が確保しにくく，そして痛みや嚥下困難感の症状を呈しにくい部位である．そのため，下咽頭癌は進行した状態で発見されることが多い．TOS のよい適応は① Tis，T1，T2 の表在癌，② 節外浸潤を伴う頸部リンパ節がない，③ 遠隔転移がない，という 3 つの条件を満たす症例である．また，「上皮下浸潤あり」や「T3 相当の進展範囲」の症例の一部も総合的判断で TOS の適応になることがある．すなわち，TOS における術前画像診断の役割は① 内視鏡ではわからない深部浸潤の確認を行うこと，② 頸部リンパ節転移に関する節外浸潤の有無を判断すること，③ 遠隔転移の有無を判断すること，となる．画像診断がこれらの役割を果たすためには，「各モダリティの特性と役割」「長所と短所」に精通しておく必要がある．本稿では TNM 咽子病期診断における一般事項と画像診断の役割，そして pitfall について触れながら，TOS 術前における画像診断の役割について概説する．

T 因子診断

1．T 因子病期診断の役割

National Comprehensive Cancer Network のガイドラインでは，T1N0 もしくは一部の T2N0 症例が TOS の適応とされている[1]．下咽頭癌の T1 は下咽頭の 1 亜部位に限局，および／または最大径が 2 cm 以下である．また，T2 は片側喉頭の固定がなく，下咽頭の 1 亜部位を超えるか，隣接部位に浸潤する腫瘍，または最大が 2 cm を超えるが 4 cm 以下で片側喉頭の固定がない腫瘍とされている．つまり，深部浸潤の有無については規定されていない．また，下咽頭には粘膜筋板が存在しない．そして，粘膜固有層に対応する疎性結合組織層は存在するが，その組織学的名称も定まっていない．TOS では一部固有筋層を含む切除が可能であるが，断端陽性となるリスクもあり，術前

[*1] Yunaiyama Daisuke，〒 160-0023 東京都新宿区西新宿 6-7-1　東京医科大学放射線医学分野，講師
[*2] Tsukahara Kiyoaki，同大学耳鼻咽喉科・頭頸部外科学分野，主任教授

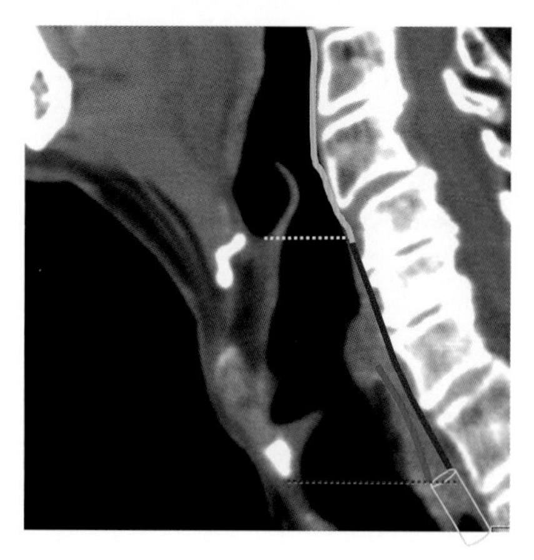

図 1. 頸部単純 CT 矢状断像

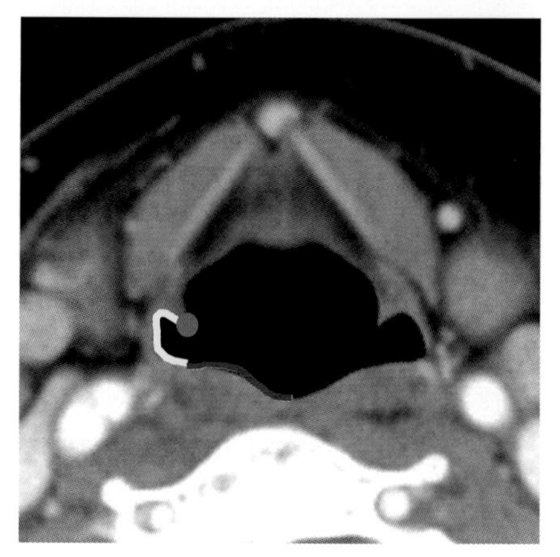

図 2. 頸部造影 CT 横断像

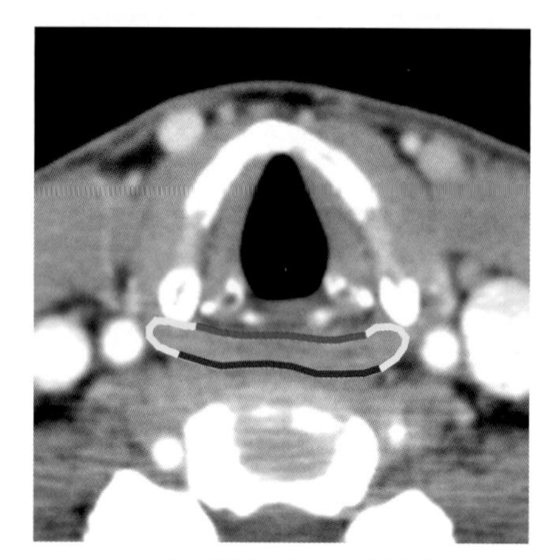

図 3. 頸部造影 CT 横断像
(図 2 よりやや尾側)

の深達度診断は重要である．

2．画像的解剖所見

1）中咽頭と喉頭，食道との関係

下咽頭の頭側は中咽頭で，境界は喉頭蓋谷の高さ（図 1，黄点線）である．そして，尾側は食道で，境界は輪状軟骨下縁の高さである（図 1，赤点線）．これらは矢状断像で観察すると把握しやすい．また，下咽頭後壁は頭側で中咽頭後壁（図 1，橙線），尾側で食道に連続している（図 1，白筒）．下咽頭の腹側には喉頭が存在するために常に筒状の構造とはなっていないことを認識する必要がある．上部における下咽頭と喉頭の境界は披裂喉頭蓋ヒダ（図 2，青丸）である．内視鏡ではヒダとして観察できる一方で，CT や MRI の横断像では粘膜が折り返る部分として観察できる．

2）下咽頭の亜部位

下咽頭には梨状陥凹，後壁，輪状後部という 3 つの亜部位が存在する．披裂喉頭蓋ヒダから外側へと広がるポーチ状の領域が梨状陥凹であり（図 2・3，黄色），後方で後壁と連続する．輪状後部は尾側の下咽頭の前壁にあたる部位である．通常，CT や MRI では下咽頭尾側は虚脱しているため内腔の観察が困難で，壁の性状を読影することが難しくなっている．しかし，実は図 3 のように亜部位を色分けすることができる．頭側から連続する梨状陥凹（黄色），後壁（赤色）を認識できると，前壁に相当する輪状後部を認識することができる（青色）．

3）輪状軟骨背側の層構造

輪状軟骨背側の層構造を理解することが下咽頭構造の理解を深めるうえで重要である．輪状軟骨後方には後輪状披裂筋が付着し（図 4，赤塗），輪状披裂筋の背側には，下咽頭周囲の脂肪織が存在し（図 4，黄色塗），この背側が下咽頭であり，粘膜層と内腔が存在している（図 4，桃塗）．下咽頭背側にも脂肪織が存在し（図 4，黄緑塗），この背側に下咽頭収縮筋が存在している（図 4，水色塗）．

4）下咽頭の画像解剖の小括と症例提示

TOS の適応となる表在癌は造影 CT，MRI にて，かすかに造影される病変として認識されるのみである場合が多い．しかし，内視鏡で表在癌と思っても，画像検査により深部浸潤を含めた広範囲病変であることが判明する症例も経験する．内視鏡的表在癌だからといって，画像的 T 因子診断を“諦めてしまう”ことは厳禁である．図 5 は下咽頭後壁癌の症例で，T2 強調像の横断像である．

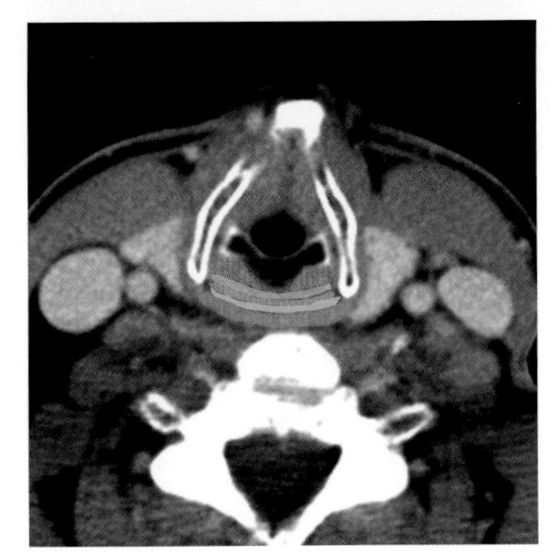

図 4. 頸部造影 CT 横断像
(図 3 よりやや尾側)

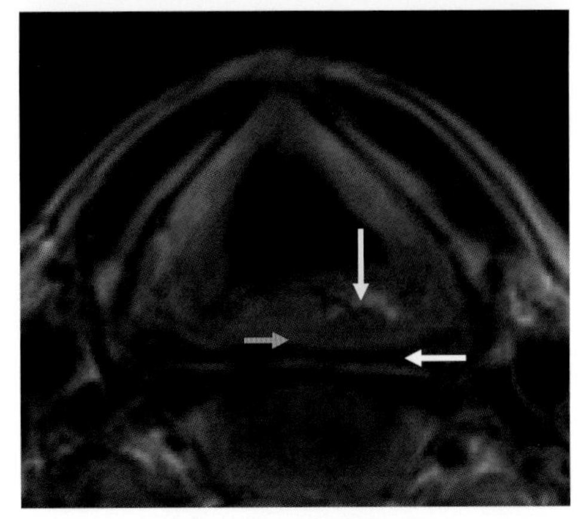

図 5. T2 強調横断像

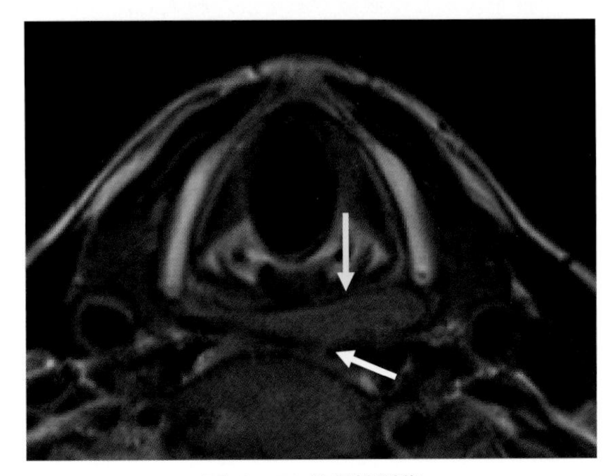

図 6. T2 強調横断像

腫瘍は黄色矢印であり，青矢印が粘膜下の疎性結合組織層であり，白矢印が下咽頭収縮筋を示唆する低信号である．この画像からは粘膜下に限局する腫瘍であり，TOS の適応と考える．

3．pitfall

検査効率の高さや機器の性能向上による診断精度上昇も相まって，下咽頭癌の T 因子病期診断では CT が第一選択と考えられている．一方，MRI は「組織コントラストの高さ」から局所浸潤度に関して CT に勝ることが知られている．実際，進行下咽頭癌による椎前筋浸潤に関する術前評価[2][3]や，T2 強調像による膀胱・直腸領域層構造の観察[4]の有用性が報告されている．下咽頭癌では CT 所見に加え，MRI 所見も考慮することで，より正確な T 因子病期診断が可能となる．しかし，MRI による下咽頭画像診断では「嚥下による motion artifact」や「空気による磁化率 artifact の影響」により詳細な評価が困難となる場合があることには注意が必要である．

下咽頭周囲の脂肪織は非常に薄層であり，頭頸部癌患者は初診時より「るい痩」が進んでいることも少なくない．そのため，実臨床では T1 強調像だけでなく，T2 強調像も利用して周囲の筋組織への浸潤を診断することが一般的である．図 6 は下咽頭後壁癌の症例の MRI である．比較的なだらかな隆起性病変が広がっているようにみえるが(黄色矢印)，図 5 でみられた疎性結合織の信号が不明瞭であり，下咽頭収縮筋の低信号域が一部断裂していることがわかる(白矢印)．このように MRI は後壁や梨状陥凹癌の場合には下咽頭収縮筋へ，輪状後部や梨状陥凹癌の場合には後輪状披裂筋への浸潤が診断可能となる．繰り返しになるが，TOS の適応に警鐘を鳴らすこともあるため，細心の注意を払って読影する必要がある．

N 因子診断

1．画像診断の役割

頸部リンパ節転移が存在しても，TOS と頸部郭清術により腫瘍制御は可能である．一方，節外浸潤が存在する場合，術後化学放射線療法が推奨される．TOS の適応となる Tis，T1，T2 の表在癌は化学放射線療法で消失する可能性が高い．そのため，節外浸潤を伴う頸部リンパ節転移のない症例が TOS のよい適応となる．つまり，画像診断の役割は「リンパ節転移診断と節外浸潤の有無を判断すること」である．

2．各モダリティの特徴と画像所見

1）各モダリティの特徴と有用性

リンパ節転移の検出において，感度・特異度ともCTはMRIに遜色がない[5]．しかし，リンパ節の中心壊死のような内部の不均一な造影効果はもっとも特異度の高い画像所見であり，その検出には組織コントラストが高いMRIでの評価が有用である[6]．また，MRIの拡散強調像は組織の細胞密度を反映した画像であるが，腫大したリンパ節の見かけの拡散係数(apparent diffusion coefficient；ADC)値はリンパ節の良悪性の鑑別に有用である．すなわち，悪性である転移性リンパ節のADC値は，転移のないリンパ節のADC値よりも有意に低くなる[7]．また，頸部リンパ節転移の有無の判断に関する画像診断のメタアナリシスで，ADC値を定量的に価することがN因子病期診断の一助になるとされている[8]．

FDG-PET/CTによりリンパ節転移の評価も可能である．また，治療開始前の頭頸部扁平上皮癌患者にFDG-PET/CTを追加した場合のリンパ節転移の診断能に関するメタアナリシスも複数報告されており，高い特異度を誇る検査であると報告されている[9,10]．一方で，リンパ節転移の診断能において，MRIとFDG-PETに統計学的有意差を認めなかったとするメタアナリシスも存在する[11]．

2）転移リンパ節の画像所見

画像での頸部リンパ節転移診断はリンパ節の形態，サイズ，内部性状，辺縁性状，造影効果，FDG集積などでの総合的判断となる．リンパ節はカシューナッツ型の形態をした臓器であり，この形が失われ，類円形になった場合に異常と判断する．サイズに関しては様々な基準があるが，上内深頸リンパ節と顎下リンパ節で15 mm，その他のリンパ節で10 mm以上の最大横径を有意所見とするのが一般的である．

3）節外浸潤の画像所見

CTやMRIにおける節外浸潤を呈したリンパ節の特徴は，リンパ節の辺縁が不鮮明，不整なリンパ節被膜の造影効果，周囲の脂肪組織や筋組織との境界が不鮮明などと報告されている[12]．また，FDG-PETでSUVmaxが2.65以上[13]や3.0以上[14]を節外浸潤陽性とする報告もある．

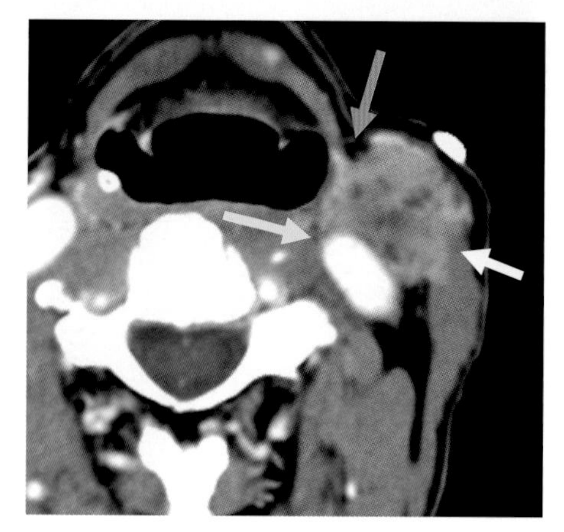

図 7． 頸部造影CT横断像

図7は節外浸潤を呈した下咽頭癌の1例である．症例は54歳の男性で，半年前から咽頭痛を認めていた．2か月前より左頸部に腫瘤を自覚し，当院耳鼻咽喉科・頭頸部外科を受診となった．内視鏡にてT1相当の腫瘤を認め，生検によって扁平上皮癌が確認されてた．頸部造影CTにて左中内深頸リンパ節の腫大を認め，リンパ節の被膜を示唆する線状の造影効果は不均一に途絶している．また，鎖乳突筋との境界が不鮮明で，鋸歯状の辺縁を呈している(図7，白矢印)．左総頸動脈/内外頸動脈分岐部にも90°以上にわたって接しており，浸潤が示唆される(図7，黄矢印)．また，下咽頭収縮筋周囲の脈管との境界も不鮮明で，浸潤が示唆される所見である(図7，青矢印)．

3．pitfall

CT，MRIで明らかに中心壊死がみられる転移リンパ節であるにもかかわらず，FDG-PET/CTにおいてFDG集積が弱い場合がある(図8)．これは壊死が主体となったために生きている悪性細胞がほとんど存在しなくなったためと考えられている．提示症例のMRI画像では明瞭な中心壊死が認められ，転移性腫瘍に一致する(図9，青矢印)．しかし，SUVmax 2.38と低値であった．この症例からもわかるように，FDG-PET/CTのみでリンパ節転移を診断せず，他のモダリティの所見も併せて総合的に判断することが重要である．

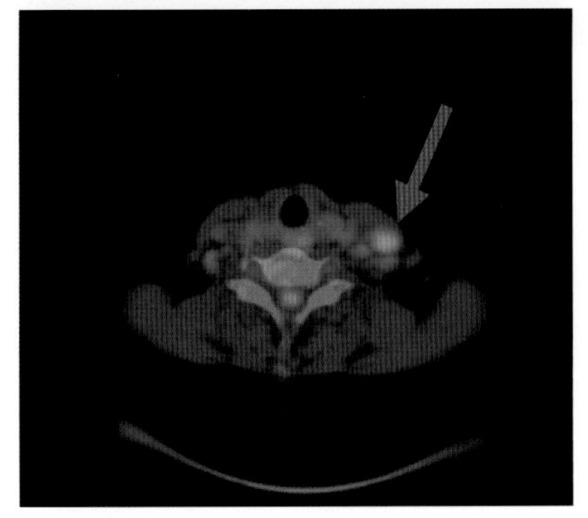

図 8. FDG-PET/CT fusion 画像

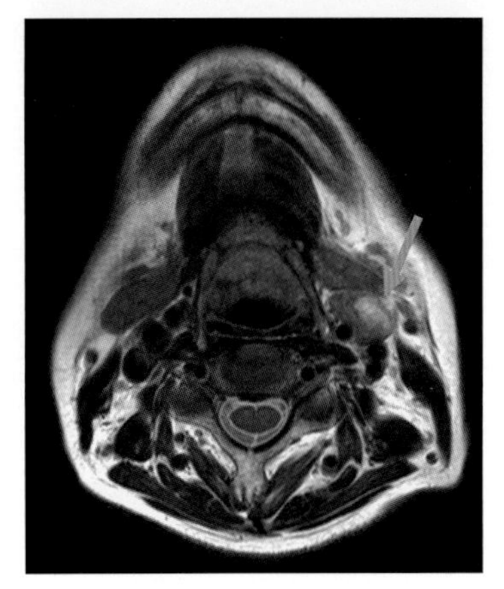

図 9. T2 強調横断像

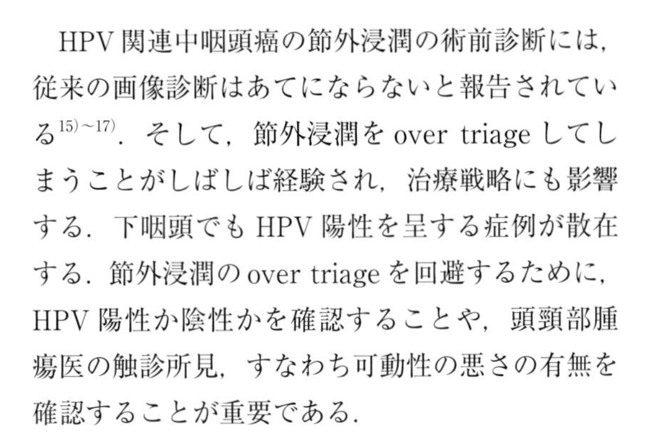

HPV 関連中咽頭癌の節外浸潤の術前診断には，従来の画像診断はあてにならないと報告されている[15)~17)]．そして，節外浸潤を over triage してしまうことがしばしば経験され，治療戦略にも影響する．下咽頭でも HPV 陽性を呈する症例が散在する．節外浸潤の over triage を回避するために，HPV 陽性か陰性かを確認することや，頭頸部腫瘍医の触診所見，すなわち可動性の悪さの有無を確認することが重要である．

M 因子診断

1．画像診断の役割

遠隔転移を有する場合，全身薬物療法が第一選択となり，当然 TOS の適応外となる．下咽頭癌の CT 検査では頸部の他に胸部，腹部から骨盤部を合わせて撮影する施設が多い．一方，FDG-PET/CT は精度の高い病期診断を行ううえで欠かせないモダリティになってきている．その意義は全身検索を容易に行うことができる点である．保険診療の原則として，他の画像診断によって病期診断，転移の診断が確定できない患者に行うという原則はあるが，その有用性は言わずもがなである．本邦では患者被ばくへの配慮を含め，CT は頸部もしくは頸胸部のみの撮影とし，遠隔転移診断は FDG-PET/CT で行う施設が増加してきている．頭頸部扁平上皮癌患者において，CT や MRI に FDG-PET/CT を追加すると，TNM 病期分類のうち N 因子と M 因子がそれぞれ 23.1%，3.8% 変化し，病期分類と治療方法が 9.6% と 5.8% 変化したという報告がある[18)]．このような報告内容や臨床経験から，筆者は「FDG-PET/CT は頭頸部癌患者に対する適切な診療を行ううえで推奨度の高い検査である」と考えている．一方，FDG-PET/CT は治療開始までの期間を延長し，医療コストを増加させる側面もあるという警鐘が鳴らされていることも忘れてはならない．

2．画像所見

下咽頭癌を含め，一般的に頭頸部扁平上皮癌の遠隔転移病巣は高い FDG 集積を呈する．特に FDG-PET/CT は，骨梁間型転移，軽微な溶骨性転移，淡い硬化性転移などのような CT で検出が困難な骨転移病変に対してその力を発揮する．図 10 は 80 歳の男性で内視鏡，CT，MRI によって下咽頭癌 cT1N2bM0 の診断となっている．また，前立腺癌に呈してシード治療を行った既往がある．本症例では FDG-PET/CT が追加され，第 4 胸椎に SUVmax 9.80 の FDG 集積が認められた（図 10-a）．下咽頭癌の転移と前立腺癌の転移の鑑別が困難であったため，放射線科 IVR 医によって CT ガイド下生検が行われた（図 10-b）．穿刺針周囲にみられる淡い硬化像が病変である．扁平上皮癌が証明され，下咽頭癌の転移と判断された．

FDG-PET/CT は病的所見の拾い上げに卓越しているが，質的診断には至ることができない．そのため，最終的には放射線科医による生検が必要となる場合もしばしば経験される．

3．pitfall

悪性腫瘍の FDG 集積機序に，癌細胞膜のグル

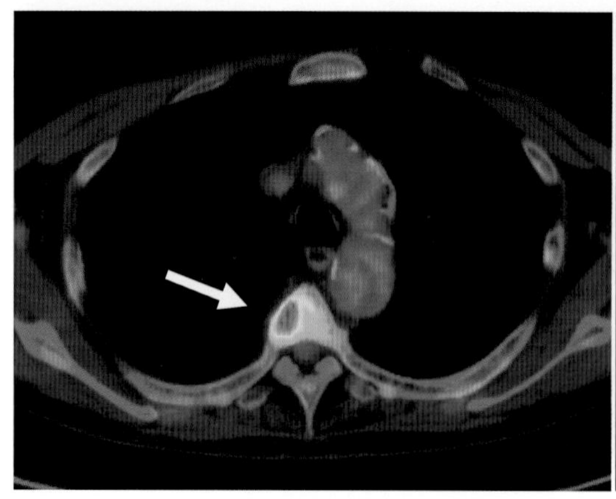

a．FDG-PET/CT fusion 画像

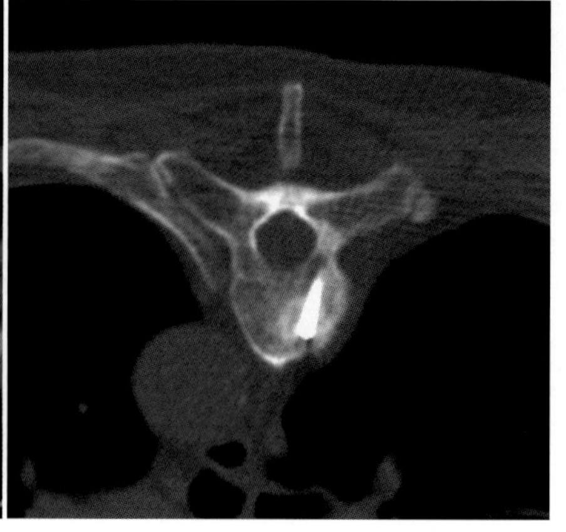

b．CT ガイド下生検

図 10.

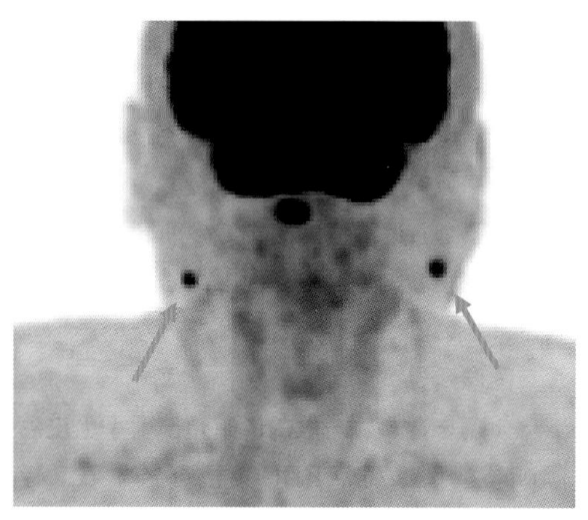

図 11. FDG-PET MIP 画像

コーストランスポーターと，細胞内のヘキソキナーゼが関与することが知られている．これを鑑みるに，FDG集積の強弱は細胞のタンパク質発現を反映しているだけであり，集積が強いからすなわち悪性とはならない．また，良性でもFDG集積が強い病変も存在し，ワルチン腫瘍や大腸腺腫などがその例である．図11は79歳の男性で，両側耳下腺下極にSUVmax 11.4までのFDG集積を呈する結節を認め，ワルチン腫瘍であった．

もっとも注意すべきはFDG集積が弱い悪性腫瘍，生理的集積が強い部位に隠れる悪性腫瘍である．リンパ系ではMALTリンパ腫やT細胞性リンパ腫，肺では高分化型腺癌，粘液産生性腺癌，カルチノイド，腺様嚢胞癌，胃では悪性度の高い未分化癌や印環細胞癌，腎では悪性腫瘍でもっとも頻度が高い淡明細胞型腎癌，これに加えて嫌色素細胞型腎癌などが挙げられる．図12は78歳の男性で，下咽頭癌cTisN0でTOS術前の患者である．術前に施行されたFDG-PET/CT(図12-a)にて，左腎の矢印で囲まれた部位にSUVmax 2.12までのリング状FDG集積を認めた．吸収補正CTでは同部位に腫瘤性病変を認め(図12-b)，内部は低濃度である．左腎癌が疑われ，造影CTでも同様に腎癌が疑われた．その後，手術によって腎癌が証明された．このようにFDG集積の乏しい腫瘍はfusion画像のみの読影では見落としてしまう可能性があるため，FDG-PET/CTの吸収補正CTに加え，他に取られた躯幹CTがあるようなら，こちらも十分に観察することが重要である．

また，FDGは尿に排泄されるため，腎盂癌，尿管癌，膀胱癌などは排泄されたFDGによってマスクされ，検出が困難になることが多い．これらはPET画像のwindow幅を調整することで観察することが可能となる．図13は偶発的に発見された膀胱癌の1例である．図13-aのPET画像では特に病変がみられず，膀胱右側壁に若干の形態不整が疑われるのみである．window幅を広げた図13-bの画像では，膀胱内腔の尿よりも若干のFDG集積の強い波打つ病変が認められる．MRIによる精査にて，図13-cのごとく膀胱癌が確認された．FDG-PET/CTの読影のルーチン作業にこれを加えていただきたい．

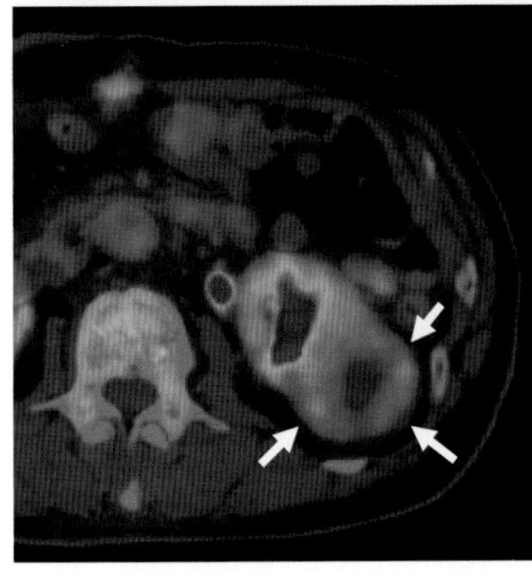

a．FDG-PET/CT fusion 画像

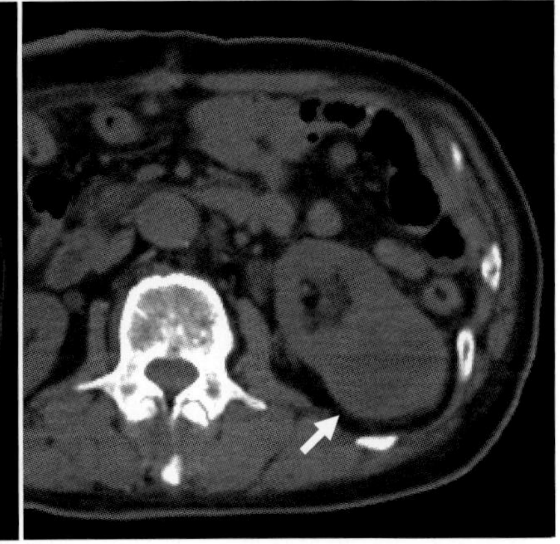

b．吸収補正 CT

図 12.

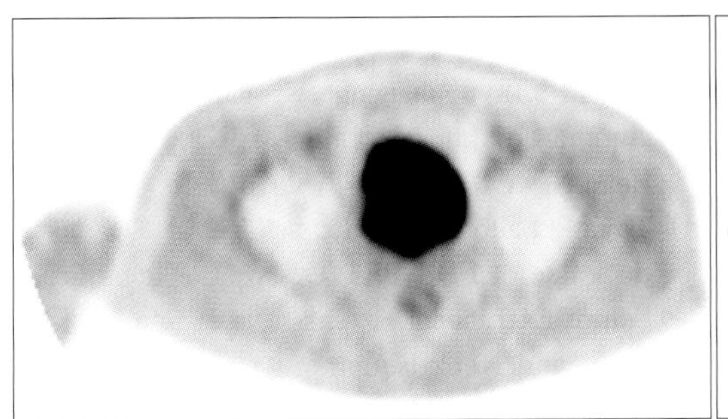

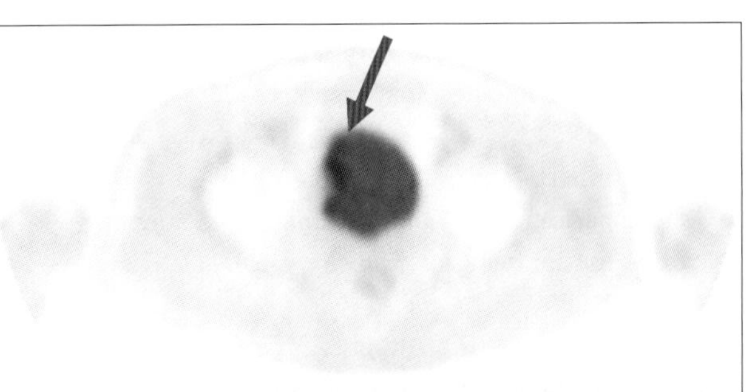

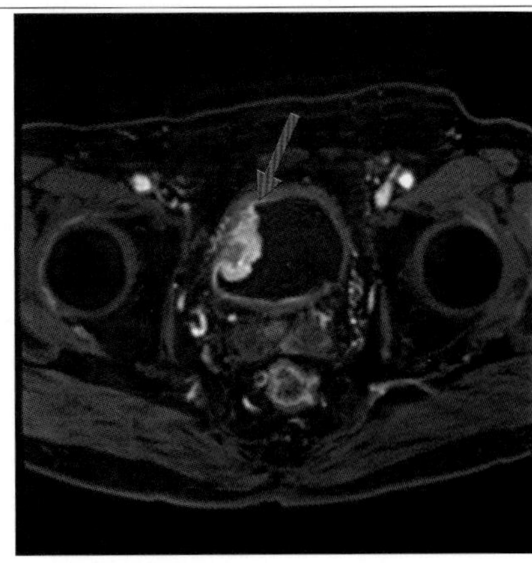

a | b
  | c

図 13.
a：FDG-PET 画像
b：window 幅を広げた FDG-PET 画像
c：脂肪抑制造影 T1 VIBE 横断像

おわりに

TOS 術前における TNM 因子病期診断を目的とした画像診断の役割とモダリティごとの特徴を概説した．また，臨床上の pitfall についても実例を用いて紹介した．本稿が明日からの臨床のお役に立てれば幸いである．

文　献

1）Head and Neck Cancers［Internet］. 2022［cited 4/26］. Available from：https://www.nccn.org/professionals/physician_gls/pdf/head-and-neck.pdf.

Summary　2022 年に改訂された NCCN のガイドラインの最新版である．下咽頭癌に関しては変更点はみられないが，興味がある方はご一読いただきたい．

2）Hsu WC, Loevner LA, Karpati R, et al：Accuracy of magnetic resonance imaging in predicting absence of fixation of head and neck cancer to the prevertebral space. Head Neck, **27**(2)：95-100. 2005.

Summary　非造影 T1 強調像にて病変と椎前

筋の間の脂肪信号が保たれていると浸潤している可能性が低いと結論づけられている．
3） Liu Y, Zheng H, Xu X, et al：The invasion depth measurement of bladder cancer using T2-weighted magnetic resonance imaging. Biomed Eng Online, **19**(1)：92, 2020.
Summary T2 強調像を用いてボクセルごとにセグメンテーションを行い，膀胱壁への浸潤度を解析した論文であり，非常に高い AUC を誇っていた．
4） Iafrate F, Laghi A, Paolantonio P, et al：Preoperative staging of rectal cancer with MR Imaging：correlation with surgical and histopathologic findings. Radiographics, **26**(3)：701-714, 2006.
5） Curtin HD, Ishwaran H, Mancuso AA, et al：Comparison of CT and MR imaging in staging of neck metastases. Radiology, **207**(1)：123-130, 1998.
6） King AD, Tse GM, Ahuja AT, et al：Necrosis in metastatic neck nodes：diagnostic accuracy of CT, MR imaging, and US. Radiology, **230**(3)：720-726, 2004.
7） Vandecaveye V, De Keyzer F, Vander Poorten V, et al：Head and neck squamous cell carcinoma：value of diffusion-weighted MR imaging for nodal staging. Radiology, **251**(1)：134-146, 2009.
8） Payabvash S, Brackett A, Forghani R, et al：Differentiation of lymphomatous, metastatic, and non-malignant lymphadenopathy in the neck with quantitative diffusion-weighted imaging：systematic review and meta-analysis. Neuroradiology, **61**(8)：897-910, 2019.
9） Kim SJ, Pak K, Kim K：Diagnostic accuracy of F-18 FDG PET or PET/CT for detection of lymph node metastasis in clinically node negative head and neck cancer patients；A systematic review and meta-analysis. Am J Otolaryngol, **40**(2)：297-305, 2019.
10） Li XY, Sun CL, Du XD：The role of ^{18}F-FDG PET/CT for detecting nodal metastases in cN0 head neck cancer patientsa Meta-analysis. J Clin Otorhinolaryngol Head Neck Surg, **32**(9)：700-704, 2018.
11） Wu LM, Xu JR, Liu MJ, et al：Value of magnetic resonance imaging for nodal staging in patients with head and neck squamous cell carcinoma：a meta-analysis. Acad Radiol, **19**(3)：331-340, 2012.
12） King AD, Tse GM, Yuen EH, et al：Comparison of CT and MR imaging for the detection of extranodal neoplastic spread in metastatic neck nodes. Eur J Radiol, **52**(3)：264-270, 2004.
13） Joo YH, Yoo IeR, Cho KJ, et al：Extracapsular spread in hypopharyngeal squamous cell carcinoma：diagnostic value of FDG PET/CT. Head Neck, **35**(12)：1771-1776, 2013.
14） Toya R, Saito T, Matsuyama T, et al：Diagnostic Value of FDG-PET/CT for the Identification of Extranodal Extension in Patients With Head and Neck Squamous Cell Carcinoma. Anticancer Res, **40**(4)：2073-2077, 2020.
15） Patel MR, Hudgins PA, Beitler JJ, et al：Radiographic Imaging Does Not Reliably Predict Macroscopic Extranodal Extension in Human Papilloma Virus-Associated Oropharyngeal Cancer. ORL J Otorhinolaryngol Relat Spec, **80**(2)：85-95, 2018.
16） Maxwell JH, Rath TJ, Byrd JK, et al：Accuracy of computed tomography to predict extracapsular spread in p16-positive squamous cell carcinoma. Laryngoscope, **125**(7)：1613-1618, 2015.
17） Chai RL, Rath TJ, Johnson JT, et al：Accuracy of computed tomography in the prediction of extracapsular spread of lymph node metastases in squamous cell carcinoma of the head and neck. JAMA Otolaryngol Head Neck Surg, **139**(11)：1187-1194, 2013.
18） Jorgensen JB, Smith RB, Coughlin A, et al：Impact of PET/CT on Staging and Treatment of Advanced Head and Neck Squamous Cell Carcinoma. Otolaryngol Head Neck Surg, **160**(2)：261-266, 2019.

MB ENT, 277：75-83, 2022

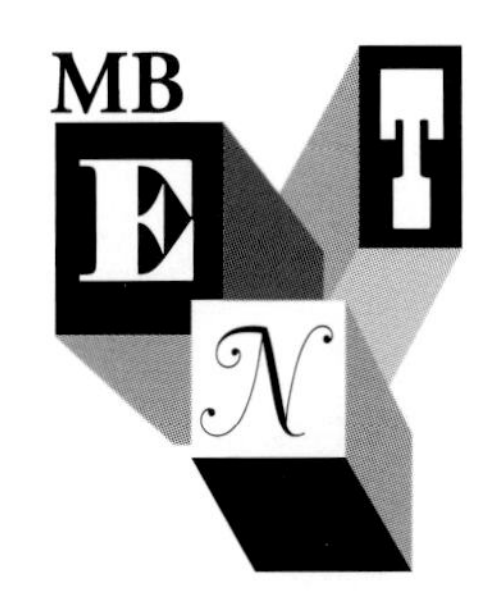

◆特集・どうみる！頭頸部画像―読影のポイントと pitfall―

甲状腺・副甲状腺疾患の画像をどうみる！

家根旦有*

Abstract 甲状腺・副甲状腺疾患の画像診断において第一選択は超音波検査で，甲状腺腫瘍では超音波検査と穿刺吸引細胞診は鑑別診断において欠かすことのできない重要な検査である．バセドウ病や橋本病などのびまん性甲状腺腫大の鑑別には，腫大のみではなく甲状腺内の性状や血流の評価も必要である．CT や MRI は術前検査として，腫瘍の気管や食道への浸潤，縦隔・鎖骨下のリンパ節転移の探索など超音波検査では診断が難しい領域の検査に有用である．シンチグラフィは，甲状腺機能亢進症の鑑別診断に用いられ，原発性副甲状腺機能亢進症の局在診断には MIBI シンチが重要である．FDG-PET は良性の甲状腺腫瘍や橋本病でも集積を認めるため良悪性の鑑別にはそれほど有用ではないが，ヨードの取り込みがない未分化癌や低分化癌など分化度の低い症例の全身検索には有用と考えられる．

Key words 甲状腺疾患(thyroid disease)，副甲状腺疾患(parathyroid disease)，超音波検査(ultrasonography)，CT(computed tomography)，MRI(magnetic resonance imaging)，シンチグラフィ(scintigraphy)

はじめに

甲状腺・副甲状腺疾患の画像診断において第一選択は超音波検査であり，腫瘍性病変では穿刺吸引細胞診を超音波検査下に行うことで良悪性のみならず組織型の鑑別まで可能である．一方，CT や MRI は，超音波検査では観察の困難な縦隔や鎖骨下などの精査に用いられ，術前検査として腫瘍の気管や食道への浸潤を評価する目的で施行される．シンチグラフィは甲状腺機能亢進症の鑑別診断には重要な検査であり，原発性副甲状腺機能亢進症では局在診断において ^{99m}Tc-MIBI シンチグラフィ(以下，MIBI シンチ)は欠かすことのできない検査方法である．

甲状腺・副甲状腺疾患の画像検査としては，まずは超音波検査を行い，必要性を十分検討したうえで，CT・MRI，シンチグラフィを施行することが重要である．

超音波検査

甲状腺・副甲状腺は表在性に存在し，超音波検査に適した臓器である．また，CT のように被曝するリスクがないことから繰り返し検査できるメリットも大きい．しかし，超音波検査は検査者の技量・経験に負う部分が大きく，必ずしも安定した検査ではない．したがって，スクリーニングや定期的な経過観察では，検査士に検査を依頼するほうが有益であることも多いが，術前であれば術者が自ら超音波検査を行い手術計画をたてることが重要である[1]．

超音波検査では見落としのないよう注意が必要で，上極や下極，峡部は見落としやすいので特に注意を払う．腺腫様甲状腺腫の内部には甲状腺癌が合併していることがあるので注意して観察する必要がある[2]．

* Yane Katsunari，〒 630-0293 奈良県生駒市乙田町 1248-1　近畿大学奈良病院，副院長／同病院耳鼻咽喉・頭頸部外科，教授

表 1. 甲状腺結節(腫瘤)超音波診断基準

	＜主＞				＜副＞	
	形状	境界の明瞭性・性状	内部エコー		微細多発高エコー	境界部低エコー帯
			エコーレベル	均質性		
良性所見	整	明瞭・平滑	高～低	均質	(−)	整
悪性所見	不整	不明瞭・粗雑	低	不均質	多発	不整/なし

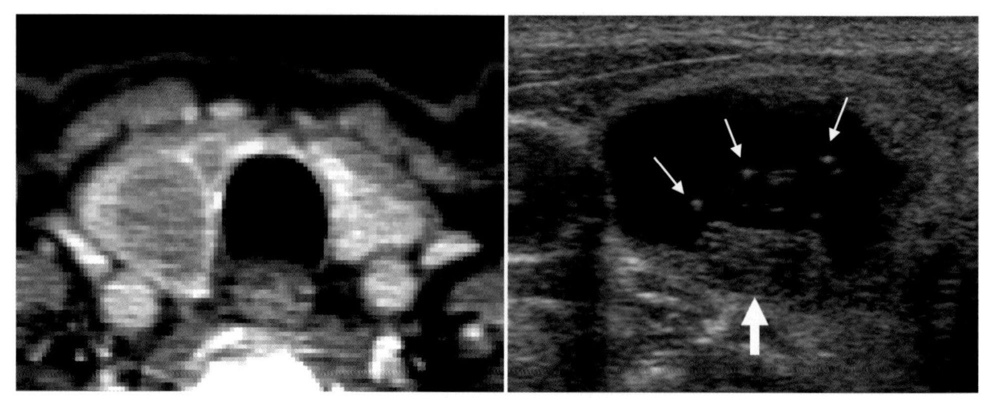

図 1. 甲状腺嚢胞(造影 CT，超音波検査)
右甲状腺嚢胞内に点状高エコー(コメットサイン：細矢印)を認める．嚢胞内部の充実部分の性状を評価する(矢印)

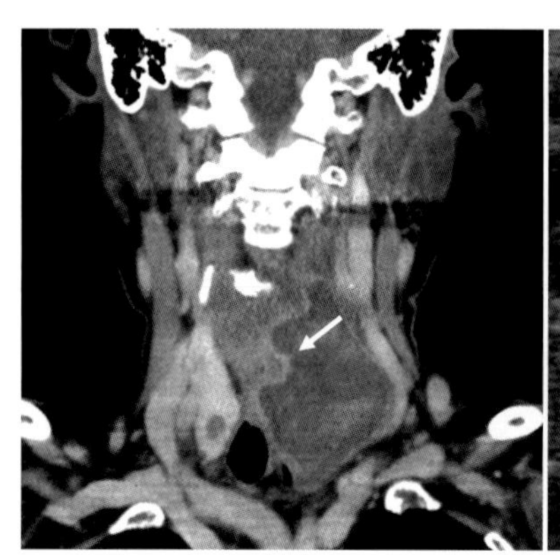
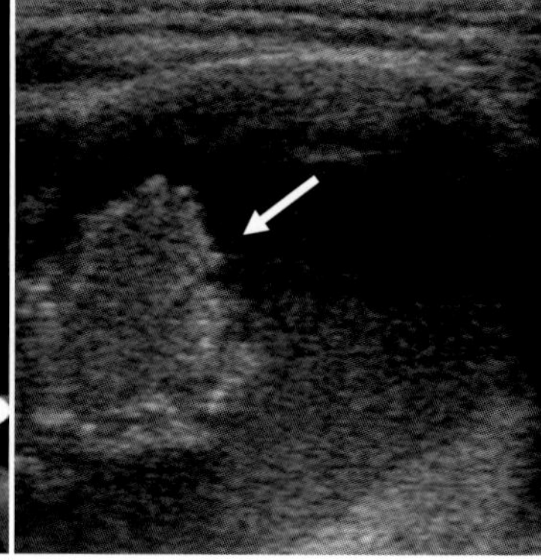

図 2.
嚢胞形成乳頭癌(造影 CT，超音波検査)
左甲状腺嚢胞内に微細多発高エコーを伴う乳頭状の突出部分を認める(矢印)

1．甲状腺結節性病変の超音波診断

結節のサイズ(少なくとも最大径)を測定し，嚢胞性か充実性かを判定する[3]．

さらに，日本超音波学会甲状腺結節(腫瘤)超音波診断基準に従い評価する(表 1)[4]．

1) **形　状**：円形あるいは楕円形を整と判断し，それ以外を不整とする．
2) **境界の性状**：結節の境界が平滑であるか粗雑であるかを判断する．さらに境界の明瞭性も評価する(明瞭・不明瞭)．
3) **結節内部の性状**：結節内部のエコーレベルを同深度の正常組織との比較により評価する(高・等・低レベル)．また，結節内部のエコーの均質性も判定する(均質・不均質)．
4) **高エコー**：微細多発高エコー，粗大高エコーの有無と性状を評価する．
5) **境界部低エコー帯**：結節境界部の低エコー帯の有無およびその性状(整・不整)を評価する[3]．

嚢胞性の場合は嚢胞内部の充実部分の性状を評価する(図 1)．嚢胞壁に乳頭状腫瘤や微細多発高エコー(石灰化)を認める場合は乳頭癌を疑う(図 2)．

乳頭癌では微細多発高エコーが特徴的であるが，高エコーを認めない場合や，粗大石灰化を呈

a|b

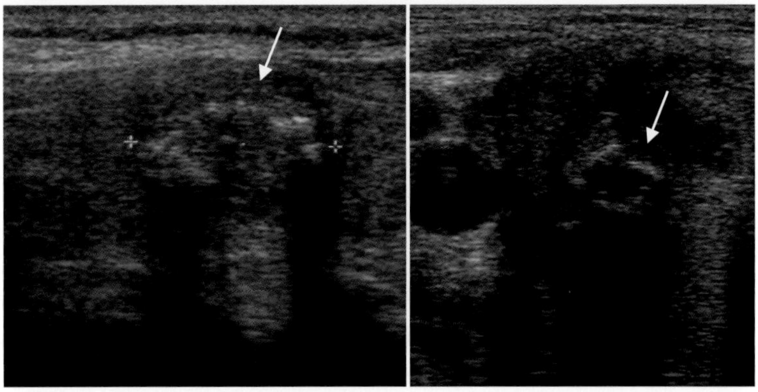

図 3.
甲状腺乳頭癌の石灰化パターン(超音波検査)
a：微細多発高エコー(矢印)
b：卵殻状石灰化(矢印)．石灰化周辺は低エコー，境界不明瞭

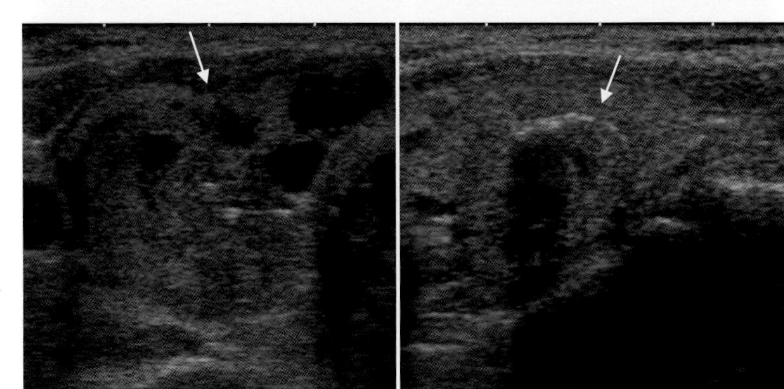

a|b

図 4.
腺腫様甲状腺腫(超音波検査)
a：多発小嚢胞(矢印)．spongiform(honeycomb)パターン
b：卵殻状石灰化(矢印)

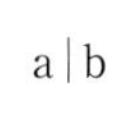

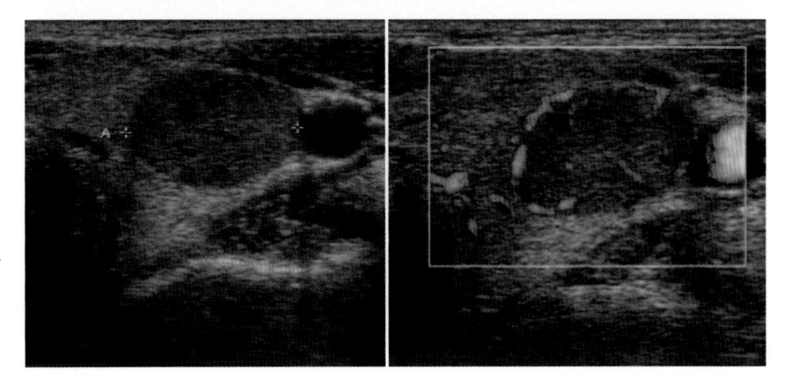

a|b

図 5.
濾胞腺腫(超音波検査)
a：左葉：形状整，内部低エコー均質，境界明瞭
b：内部血流は乏しい

する場合もあるので注意が必要である(図3)．

腺腫様甲状腺腫は過形成結節で多彩な超音波像を示し，小嚢胞が数多く形成するspongiform(honeycomb)パターンが認められる(図4)．内部に粗大高エコーが認められ，境界部低エコー帯が不明瞭なことがあるので悪性との鑑別に注意が必要である．

濾胞癌の診断は，病理組織学的に腫瘍の被膜浸潤または脈管侵襲を認めることで，術前の超音波検査で鑑別は難しく，特に微小浸潤型濾胞癌は良性の濾胞腺腫との鑑別は困難である(図5)．境界部の不整な低エコーや豊富な血流を認めると濾胞癌を疑う(図6)．未分化癌は急速増大を伴い，内部エコーに血流の増加を認め，不均質で低エコー像を示し，しばしば粗大な石灰化を認める(図7)．周囲臓器への浸潤，頸部リンパ節転移も著明である[3]．

2．甲状腺びまん性病変の超音波診断

バセドウ病や橋本病などのびまん性甲状腺疾患の場合，甲状腺のびまん性腫大だけではなく，濾胞構造の破壊，リンパ球浸潤，線維化を反映した内部構造の変化が観察される．びまん性変化の判定は，甲状腺峡部の腫大の有無が指標として有用である[3]．バセドウ病はびまん性甲状腺腫大を認

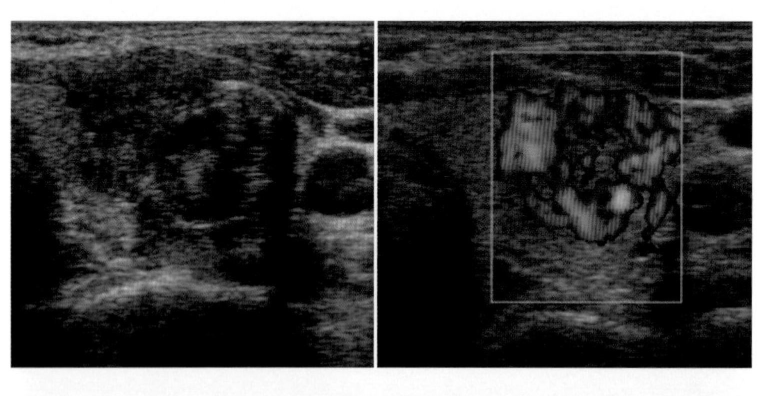

a|b

図 6.
濾胞癌(超音波検査)
a：左葉：形状不整，内部低エコー不均質，境界不明瞭
b：内部血流豊富

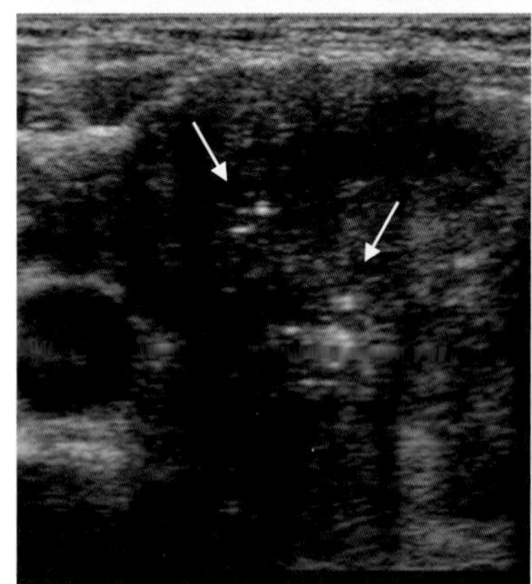

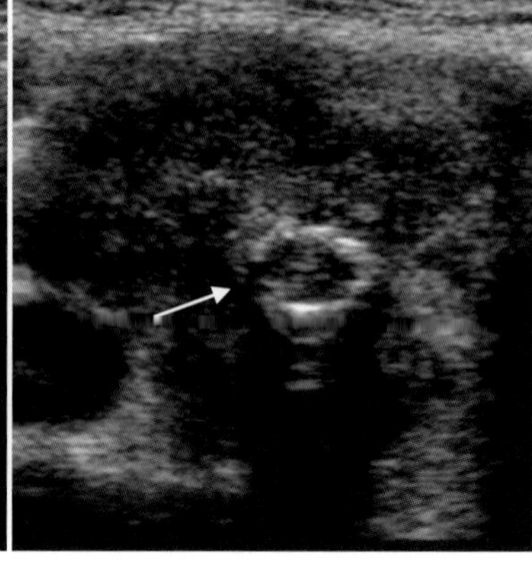

a|b

図 7.
未分化癌(超音波検査)
a：右葉：形状不整，周囲組織への浸潤，複数の石灰化(矢印)
b：粗大石灰化の破壊(矢印)

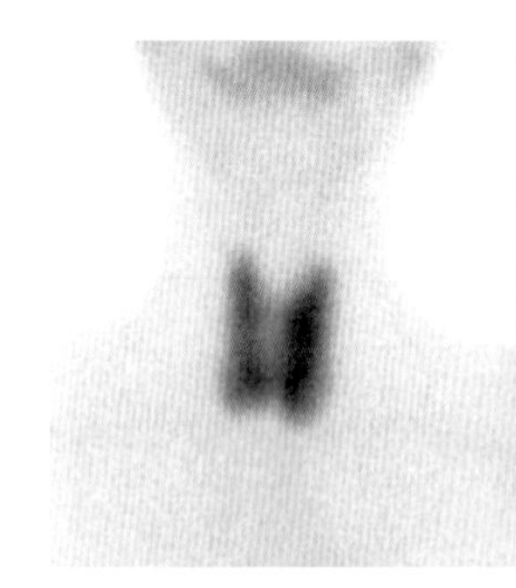

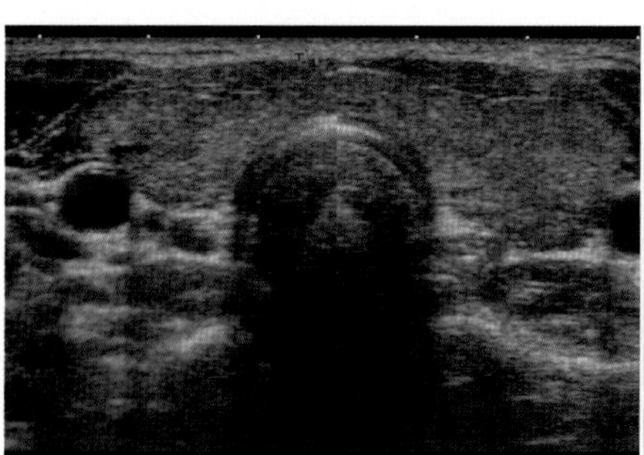

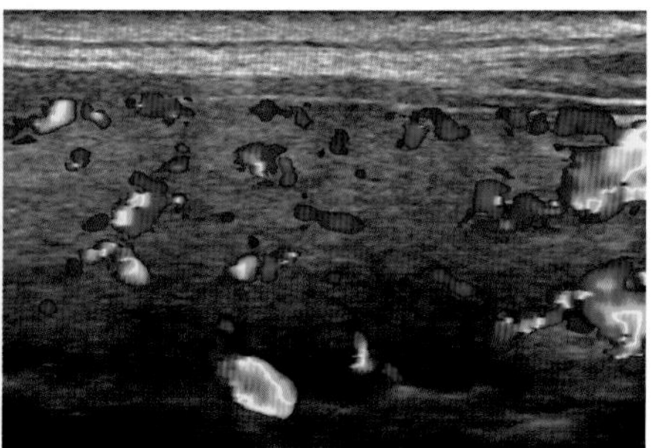

図 8. バセドウ病(^{99m}Tc シンチ，超音波検査)　a|b|c
16 歳，男性．TSH<0.01，FT3 8.09 pg/mL，FT4 2.13 ng/dL，TRAb 4.4 IU/L
a：甲状腺両葉に ^{99m}Tc の集積を認める
b，c：びまん性腫脹，表面整，内部高エコー，内部血流豊富

め，未治療では血流の高度な亢進を認める(図8)．橋本病では，甲状腺表面の凹凸不整，内部エコーレベルの低下，不均質が認められ，内部血流は低下を示す．橋本病の経過観察中に急速増大し，内部に粗雑な低エコー領域が広がる場合は，橋本病を母地とする甲状腺原発悪性リンパ腫を疑う(図9)．橋本病を基礎疾患として発症することが多い無痛性甲状腺炎では，甲状腺の炎症部位に一致して低エコーになり，内部血流は低下を示す(図10)[3]．

亜急性甲状腺炎は，圧痛を伴う結節部分に一致して，境界不明瞭で内部不均質な低エコー領域を認め，時間の経過とともに低エコー域が移動する(creeping)(図11)．低エコー領域では，血流はほとんど観察されない[3]．

有痛性の甲状腺腫大には，下咽頭梨状窩瘻を感染源とする急性化膿性甲状腺炎があり，そのほとんどが左葉に発症する．甲状腺上極付近に境界不明瞭で内部不均質な低エコーを示し，膿瘍部には嚢胞様所見やガス像を認めることがある(図12)[2]．

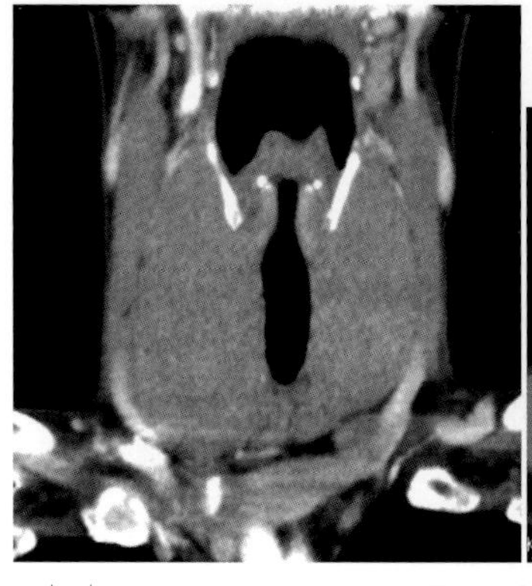
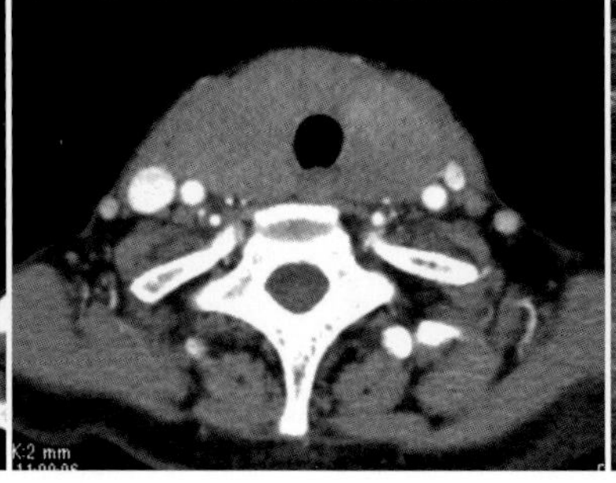
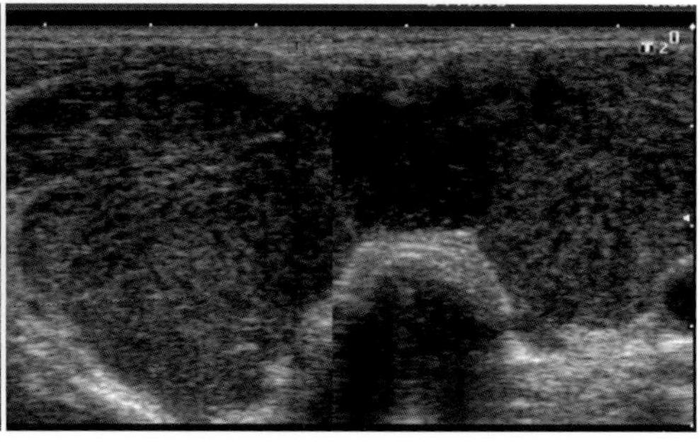

a|b|c **図 9.** 橋本病からの甲状腺原発悪性リンパ腫(造影 CT, 超音波検査)

59 歳, 女性. 10 年以上前から橋本病と診断され甲状腺機能低下症にてチラーヂン S を内服. 最近, 急速な増大を認めたため全摘を施行. 病理診断にて濾胞性リンパ腫グレード 3A と診断

a, b：甲状腺両葉はびまん性に腫大

c：びまん性腫脹, 内部低エコー, 不均質

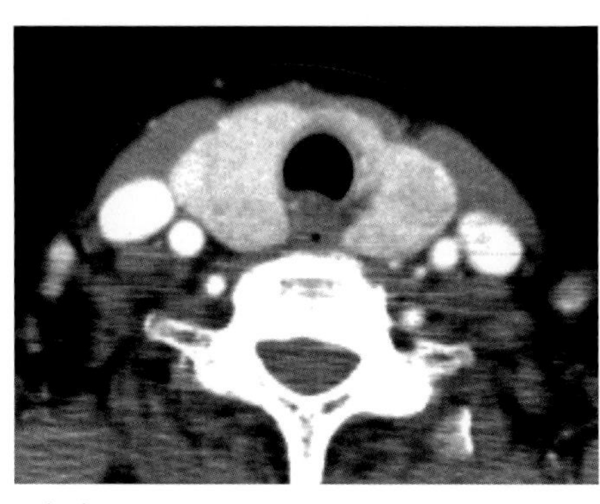
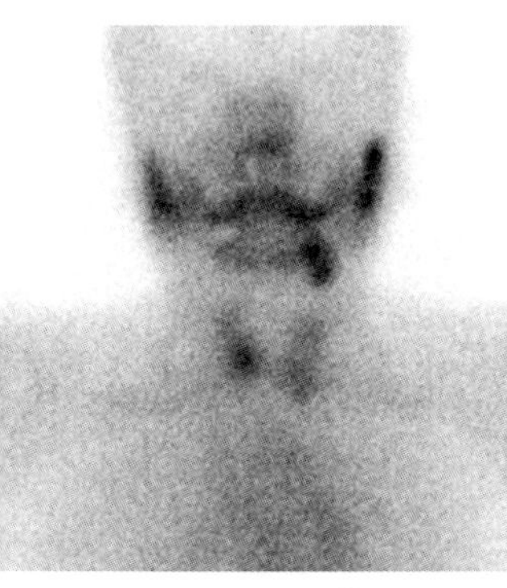
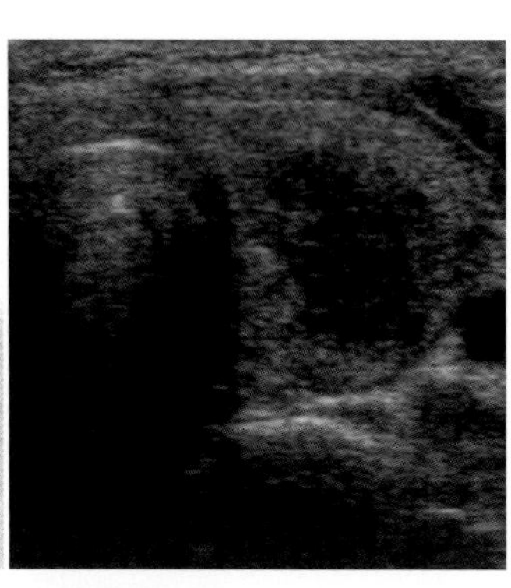

a|b|c **図 10.** 橋本病からの無痛性甲状腺炎(造影 CT, ^{99m}Tc シンチ, 超音波検査)

81 歳, 女性. TSH<0.01, FT3 5.13 pg/mL, FT4 2.80 ng/dL, TgAb 88.6 IU/mL, TPOAb(−), TRAb(−). 以前から橋本病と診断されていた. 甲状腺機能亢進を認めるが TRAb 陰性で, ^{99m}Tc シンチの取り込みは低下. 痛みを伴わないことから無痛性甲状腺炎と診断

a：甲状腺両葉：びまん性腫脹を認め, 内部は不均質

b：テクネシウムの摂取率は両葉とも低下(0.4%)

c：左葉：内部低エコー, 不均質

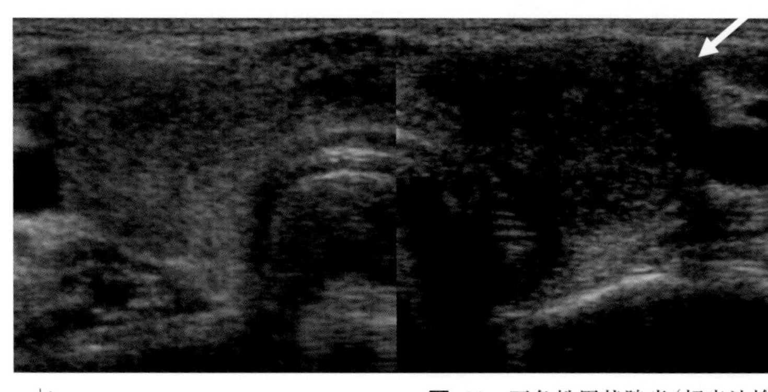
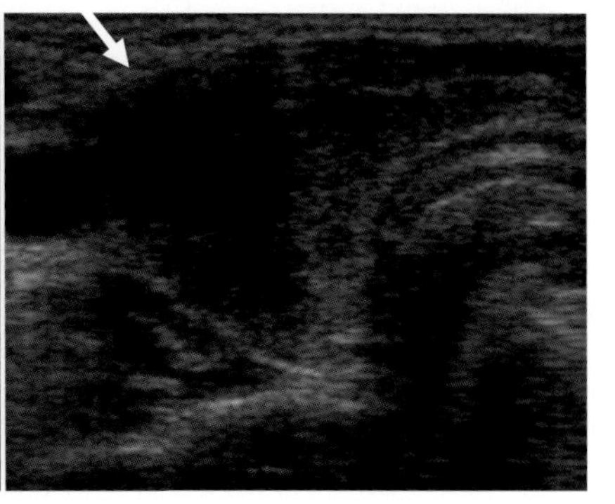

a|b **図 11.** 亜急性甲状腺炎(超音波検査)

44 歳, 女性. TSH<0.01, FT3 10.02 pg/mL, FT4 2.38 ng/dL, CRP 3.02mg/dL, TgAb(−), TPOAb(−), TRAb(−). 初診時は左葉に痛みがあったが, 2 週間後には右葉に痛みが移動(creeping)

a：初診時. 左葉の圧痛を伴う硬結部に一致して境界不明瞭, 内部不均質な低エコー領域を認める(矢印)

b：2 週後. 右葉に圧痛を伴う低エコー領域を認める(矢印)

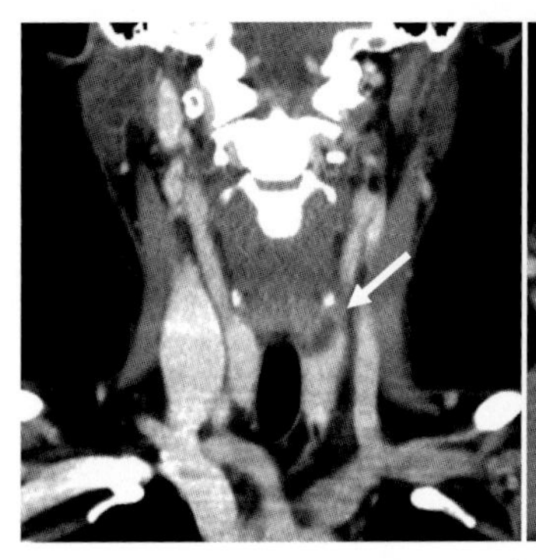

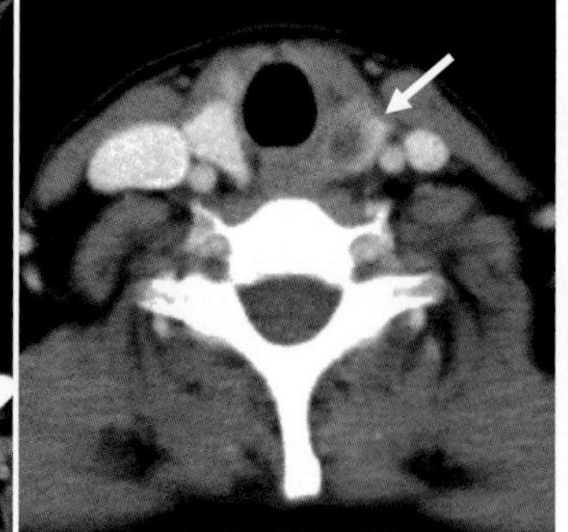

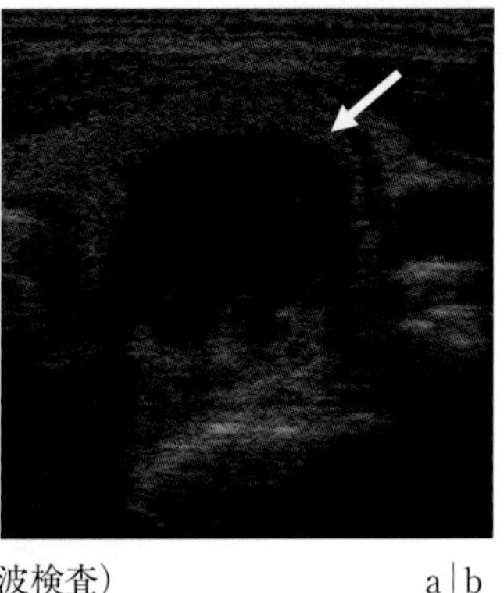

図 12. 急性化膿性甲状腺炎(造影CT，超音波検査)　a|b
45歳，女性．左頸部痛，咽頭痛で来院．穿刺細胞診で膿汁を吸引し，急性化膿性甲状腺炎を疑う．内視鏡で左下咽頭梨状窩瘻を確認
a：左甲状腺上極に低吸収の嚢胞を認める(矢印)
b：内部低エコー，不均質な嚢胞を認め，穿刺で膿汁を認める(矢印)

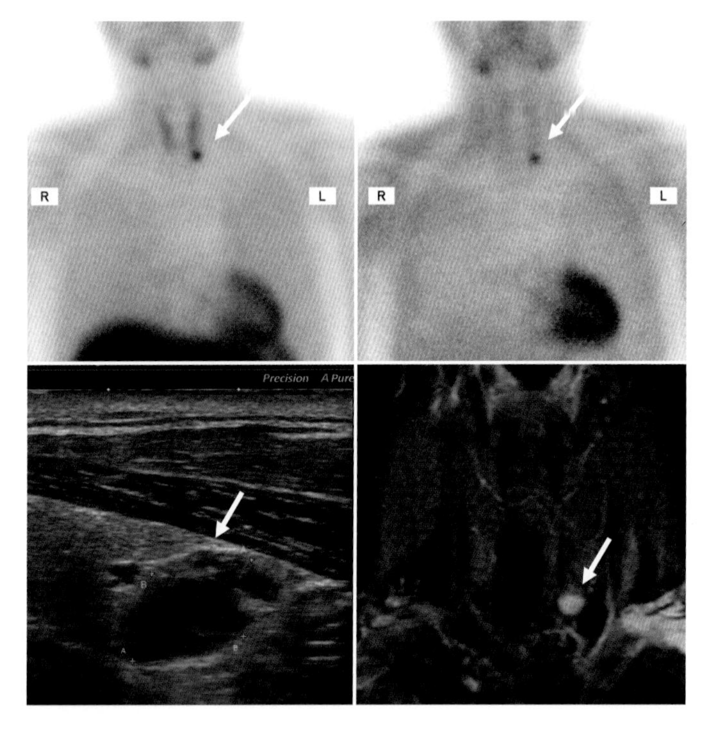

a|b
c|d

図 13.
左下副甲状腺腫(MIBIシンチ，超音波検査，MRI)
51歳，男性．Ca 11.5 mg/dL，intact PTH 126.0 pg/mL．甲状腺左下極に12 mmの副甲状腺腫を認める
a：早期相MIBIシンチ(矢印)
b：後期相MIBIシンチ(矢印)
c：甲状腺との間に境界明瞭な線状高エコー(矢印)
d：MRIでSTIR高信号結節(矢印)

右非反回神経を術前にチェックする目的で，右総頸動脈が右鎖骨下動脈から分岐していることを超音波検査で確認する[2]．

3．副甲状腺病変の超音波診断

正常の副甲状腺は周囲組織と音響インピーダンスが同様であることから判別は難しい．腫大した副甲状腺腫は甲状腺背部に低エコーとして描出され，甲状腺と副甲状腺の間に境界明瞭な線状の高エコーがみられる(図13)[5]．甲状腺と離れた副甲状腺腫はリンパ節との鑑別が難しく，リンパ門の有無が決め手となる．縦隔内や気管の背側に存在する場合は超音波検査で検出することは困難で，CTとMIBIシンチで局在部位を診断する[5]．

CT・MRI

1．甲状腺のCT・MRI

甲状腺腫瘍では造影CTを選択し，造影CTが施行できない場合にMRIを選択する．造影CTで，腫瘍の被膜外進展，周囲臓器(気管，食道，血管)への浸潤およびリンパ節転移の評価を行う．悪性を疑う場合は，上方は頭蓋底から，下方は肺転移の検索のために胸部まで撮影範囲に入れる．

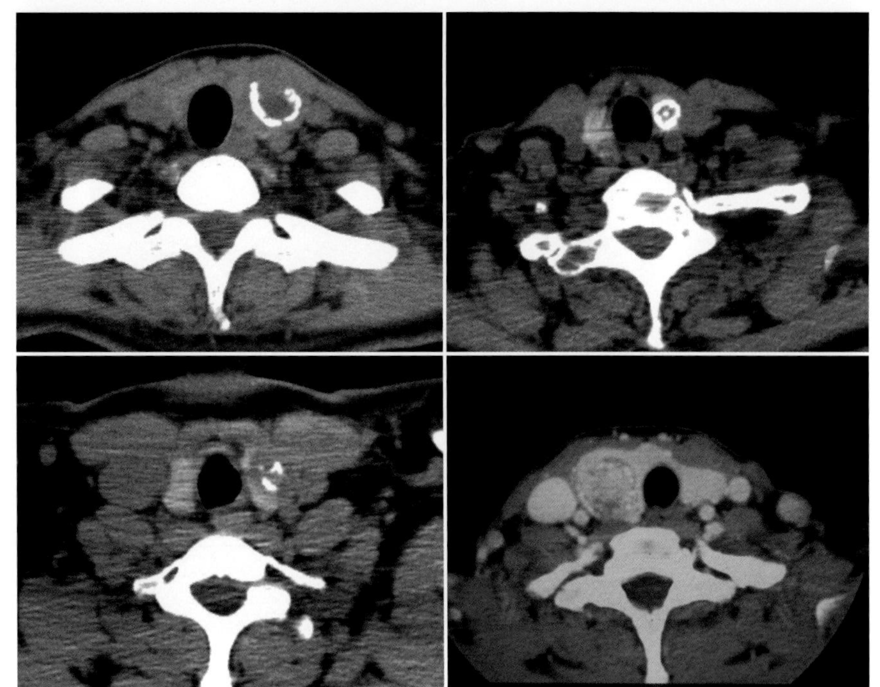

a|b
c|d

図 14.
甲状腺乳頭癌の石灰化パターン(CT)
a：卵殻状石灰化，破壊型，悪性度高い
b：卵殻状石灰化，被包型，悪性度低い
c：複数の点状石灰化
d：微小石灰化，砂粒状陰影

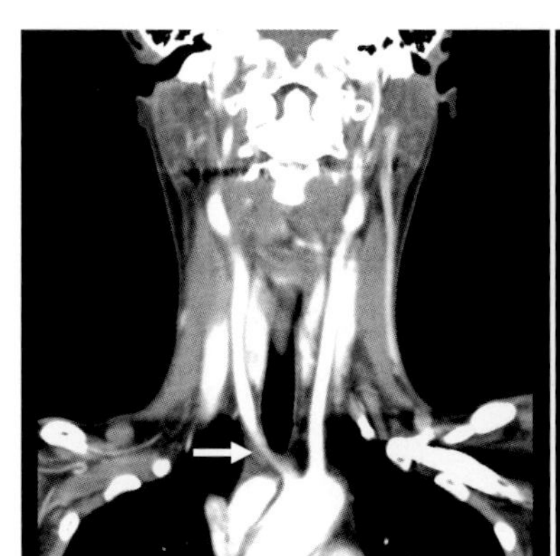

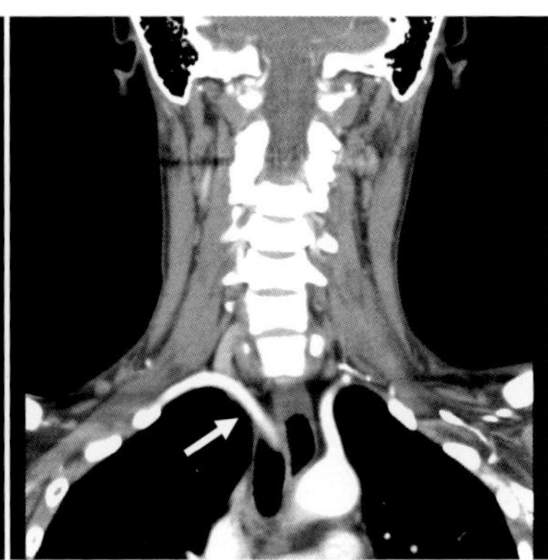

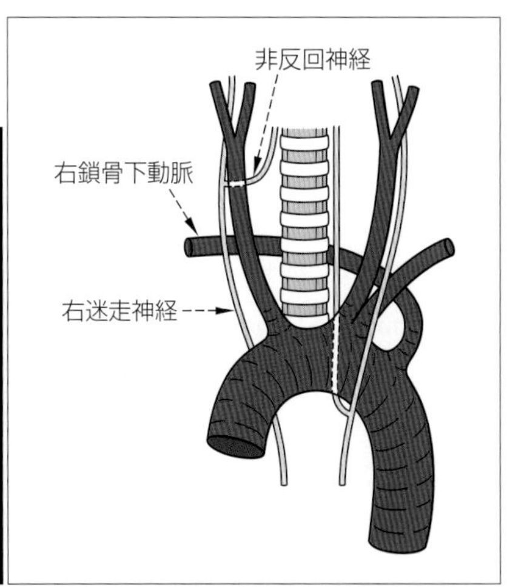

a|b|c

図 15. 右非反回神経(右鎖骨下動脈の起始異常，造影 CT)
a：右総頸動脈が大動脈弓から起始(矢印)
b：右鎖骨下動脈が大動脈弓から起始し，食道の後方を通って右方へ走行(矢印)
c：(出典：癌研究会有明病院頭頸科(編)：頭頸部手術カラーアトラス Head and Neck Surgery. p. 149. 永井書店，2009.)

良性でも腫瘍の大きさや進展範囲，周囲臓器への圧迫の状況を把握するためにCTは必要である[6]．

MRIは被膜外進展による周囲臓器の浸潤の評価に用いられ，CTで浸潤の評価に迷う場合に追加で検査する．

CT，MRIは超音波検査の死角となる縦隔や鎖骨下への進展の評価に必要で，術前に超音波検査だけでなくCT，MRIどちらかの検査を行うことには意義がある．CT所見で重要なのは腫瘍内部の石灰化の鑑別で，淡い点状の石灰化(微細，砂粒状)を認める場合は悪性の可能性が高い[6)7]．粗大な石灰化や卵殻状石灰化は良性であることが多いが，悪性でも同様の所見を認め，特に未分化癌では急速増大を伴う卵殻状石灰化の破壊像がみられる．粗大な石灰化や卵殻状石灰化の鑑別には注意を要する(図 14)[7]．

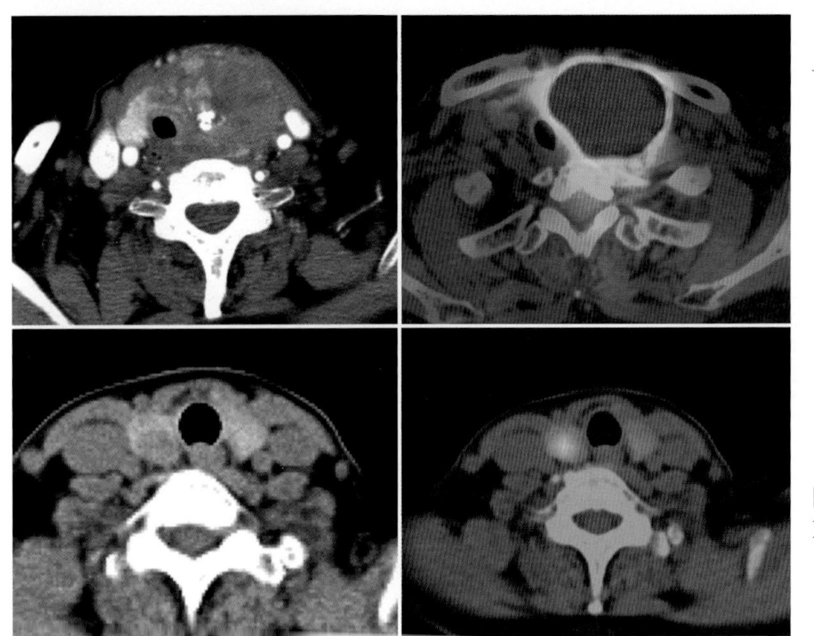

図 16.
FDG-PET
a：未分化癌
b：濾胞腺腫

CT では右鎖骨下動脈の起始異常を確認することも重要である(図 15)[8].

2．副甲状腺の CT・MRI

副甲状腺腫は造影 CT が有用で，2〜3 mm のスライスで撮影し，造影方法は bolus 注入して dynamic study を行うのが望ましい．副甲状腺の単純 CT 像は正常甲状腺と比較して低吸収であるが，造影 CT では早期相で強い増強効果を認め，後期相では甲状腺より低吸収になることで鑑別する[5]．MIBI シンチで検出できなくても造影 CT で検出されることもある．

MRI は CT で造影剤が使用できない場合に用いられる．T1 強調像では甲状腺と同程度の信号であるが，T2 強調像では高信号を示すのが一般的である．MRI は組織分解能が高いため，造影検査をしなくとも周囲臓器との関係を描出することができる(図 13-d)[5].

シンチグラフィ

1．甲状腺疾患のシンチグラフィ

甲状腺腫瘍の良悪性の判断にシンチグラフィが用いられることはないが，甲状腺機能亢進症の鑑別診断(バセドウ病，破壊性甲状腺炎，機能性結節)，異所性甲状腺腫の検出には有用である．放射性ヨウ素を用いたシンチグラフィはヨード制限食が必要なので，最近では放射性ヨウ素に代わってテクネシウム(^{99m}Tc)が用いられることが多い(図 8)[9].

FDG-PET は良性の甲状腺腫瘍や橋本病でも集積を認めるため良悪性の鑑別にはそれほど有用ではない(図 16)[6]．甲状腺分化癌の初期診断に用いることはなく，未分化癌や低分化癌など分化度の低い症例の全身検索で有用と考えられる．

FDG-PET 検査を行う意義としては，甲状腺全摘後にサイログロブリン高値で^{131}I シンチグラフィ陰性で病巣が確認できない場合や Tg 抗体が陽性でサイログロブリン値がマーカーとして利用できない場合に有用と考えられている．

2．副甲状腺のシンチグラフィ

MIBI シンチは副甲状腺腫の局在診断に有用である．撮影方法は早期相と後期相の 2 相法が用いられ，早期相では副甲状腺とともに甲状腺にも集積するが，後期相では副甲状腺の集積が残存することで鑑別できる(図 13)[10]．しかし，小さな副甲状腺腫，嚢胞性や薄い扁平状の形態では MIBI シンチで検出できないこともある[5]．最近では，MIBI シンチの空間分解能に劣る欠点を補う方法として SPECT/CT 融合画像が用いられている[11].

おわりに

甲状腺・副甲状腺疾患の画像診断において，超音波検査は最初に行う第一選択の検査方法である．超音波検査でほとんどの疾患は診断が可能であるが，それでも不十分な場合に超音波検査を補足する意味でCT・MRIが行われる．また，甲状腺・副甲状腺は内分泌臓器であることから，機能を評価するシンチグラフィは鑑別診断に欠かすことのできない検査方法であり，その意義について理解しておくことが必要である．

文　献

1）古川まどか：甲状腺・副甲状腺疾患の画像検査．超音波検査の読み方とコツ．JOHNS, **35**(6)：673-677, 2019.

2）北川　亘：どのように検査するか？　超音波検査．伊藤公一(監)：26-40，実地医家のための甲状腺疾患 診療の手引き―伊藤病院・大須診療所式―．全日本病院出版会, 2012.

3）日本甲状腺学会(編)：甲状腺疾患の診断　超音波：67-97，甲状腺専門医ガイドブック．診断と治療社, 2016.

4）貴田岡正史，宮本幸夫，福成信博ほか：甲状腺結節(腫瘤)超音波診断基準．超音波医学, **38**：667-670, 2011.

5）家根旦有：副甲状腺の手術．JOHNS, **35**(12)：1751-1755, 2019.

6）藤田晃史：甲状腺・副甲状腺疾患の画像検査．CT，MRI，シンチグラフィー，PETの適応と読み方．JOHNS, **35**(6)：681-686, 2019.

7）Wu CW, Dionigi G, Lee KW, et al：Calcifications in thyroid nodules identified on preoperative computed tomography：patterns and clinical significance. Surgery, **151**(3)：464-470, 2012.

Summary　石灰化を認める甲状腺腫瘍は，石灰化を認めない腫瘍より甲状腺癌である可能性は高い．特に，多数の点状石灰化や孤立性結節の石灰化は悪性の可能性が高い．

8）Toniato A, Mazzarotto R, Piotto A, et al：Identification of the nonrecurrent laryngeal nerve during thyroid surgery：20-year experience. World J Surg, **28**(7)：659-661, 2004.

Summary　6,000例の甲状腺手術を行った結果，31例(0.51％)に非反回神経を認め，すべて右側であった．手術による反回神経麻痺を回避するには，右鎖骨下動脈の起始異常を術前に知る必要がある．

9）渋谷　洋：どのように検査するか？　核医学検査．伊藤公一(監)：41-46，実地医家のための甲状腺疾患 診療の手引き―伊藤病院・大須診療所式―．全日本病院出版会, 2012.

10）中駄邦博，櫻井正之：副甲状腺機能亢進症の画像診断-MIBIシンチグラフィー．乳腺甲状腺超音波医, **5**(1)：35-40, 2016.

11）中駄邦博，高田尚幸，高橋弘昌：副甲状腺の画像診断の進歩MIBIシンチグラフィ，CTを中心に．内分泌甲状腺外会誌, **29**(3)：176-182, 2012.

会　告

第 50 回 日本乳腺甲状腺超音波医学会学術集会

会　期：2023 年 5 月 13 日（土）～14 日（日）
会　場：都市センターホテル
〒 102-0093　東京都千代田区平河町 2 丁目 4-1／TEL：03-3265-8211
会　長：北川　亘（伊藤病院 外科）
テーマ：超音波魂で未来をひらく
プログラム〔予定〕：
特別講演，教育講演，教育セミナー，シンポジウム，パネルディスカッション，委員会・研究部会企画セッション，ハンズオンセミナー，一般演題，共催セミナー等
演題登録期間：2022 年 11 月 30 日（水）正午締切
ホームページ：https://site2.convention.co.jp/50jabts/index.html
主催事務局：伊藤病院
〒 150-8308　東京都渋谷区神宮前 4 丁目 3-6
【運営事務局およびお問合せ先】
第 50 回日本乳腺甲状腺超音波医学会学術集会 運営事務局
日本コンベンションサービス株式会社 内
〒 100-0013　東京都千代田区霞が関 1-4-2　大同生命霞が関ビル 14 階
E-mail：50jabts@convention.co.jp

FAXによる注文・住所変更届け

改定：2015年1月

毎度ご購読いただきましてありがとうございます．
読者の皆様方に小社の本をより確実にお届けさせていただくために，FAXでのご注文・住所変更届けを受けつけております．この機会に是非ご利用ください．

◇ご利用方法

FAX専用注文書・住所変更届けは，そのまま切り離してFAX用紙としてご利用ください．また，注文の場合手続き終了後，ご購入商品と郵便振替用紙を同封してお送りいたします．**代金が5,000円をこえる場合，代金引換便とさせて頂きます**．その他，申し込み・変更届けの方法は電話，郵便はがきも同様です．

◇代金引換について

本の代金が5,000円をこえる場合，代金引換とさせて頂きます．配達員が商品をお届けした際に，現金またはクレジットカード・デビットカードにて代金を配達員にお支払い下さい(本の代金＋消費税＋送料)．(※年間定期購読と同時に5,000円をこえるご注文を頂いた場合は代金引換とはなりません．郵便振替用紙を同封して発送いたします．代金後払いという形になります．送料は定期購読を含むご注文の場合は頂きません)

◇年間定期購読のお申し込みについて

年間定期購読は，1年分を前金で頂いておりますため，代金引換とはなりません．郵便振替用紙を本と同封または別送いたします．送料無料，また何月号からでもお申込み頂けます．
毎年末，次年度定期購読のご案内をお送りいたしますので，定期購読更新のお手間が非常に少なく済みます．

◇住所変更届けについて

年間購読をお申し込みされております方は，その期間中お届け先が変更します際，必ずご連絡下さいますようよろしくお願い致します．

◇取消，変更について

取消，変更につきましては，お早めにFAX，お電話でお知らせ下さい．
返品は，原則として受けつけておりませんが，返品の場合の郵送料はお客様負担とさせていただきます．その際は必ず小社へご連絡ください．

◇ご送本について

ご送本につきましては，ご注文がありましてから約1週間前後とみていただきたいと思います．お急ぎの方は，ご注文の際にその旨をご記入ください．至急送らせていただきます．2～3日でお手元に届くように手配いたします．

◇個人情報の利用目的

お客様から収集させていただいた個人情報，ご注文情報は本サービスを提供する目的(本の発送，ご注文内容の確認，問い合わせに対しての回答等)以外には利用することはございません．

その他，ご不明な点は小社までご連絡ください．

株式会社 全日本病院出版会
〒113-0033 東京都文京区本郷3-16-4-7F
電話03(5689)5989　FAX03(5689)8030　郵便振替口座00160-9-58753

年　月　日

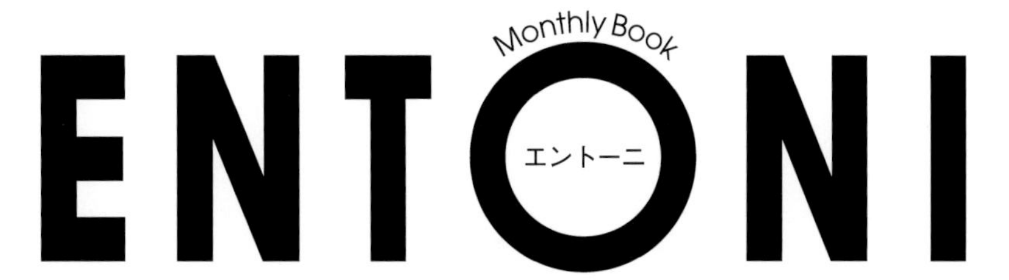

FAX 専用注文書

「Monthly Book ENTONI」誌のご注文の際は，この FAX 専用注文書もご利用頂けます．また電話でのお申し込みも受け付けております．
毎月確実に入手したい方には年間購読申し込みをお勧めいたします．また各号１冊からの注文もできますので，お気軽にお問い合わせください．

バックナンバー合計 5,000 円以上のご注文は代金引換発送

—お問い合わせ先—
㈱全日本病院出版会 営業部
電話 03(5689)5989　FAX 03(5689)8030

□年間定期購読申し込み　No.　　から

□バックナンバー申し込み

No.	－	冊	No.	－	冊	No.	－	冊	No.	－	冊
No.	－	冊	No.	－	冊	No.	－	冊	No.	－	冊
No.	－	冊	No.	－	冊	No.	－	冊	No.	－	冊
No.	－	冊	No.	－	冊	No.	－	冊	No.	－	冊

□他誌ご注文

冊	冊

お名前	フリガナ ㊞	電話番号
ご送付先	〒　－ □自宅　□お勤め先	

領収書　無・有（宛名：　　　　　　　　　　）

FAX 03-5689-8030 全日本病院出版会行

FAX 03-5689-8030
全日本病院出版会行

年　　月　　日

住所変更届け

お名前	フリガナ	
お客様番号		毎回お送りしています封筒のお名前の右上に印字されております8ケタの番号をご記入下さい。
新お届け先	〒　　都道府県	
新電話番号	（　　）	
変更日付	年　月　日より	月号より
旧お届け先	〒	

※ 年間購読を注文されております雑誌・書籍名に✓を付けて下さい。

- □ Monthly Book Orthopaedics（月刊誌）
- □ Monthly Book Derma.（月刊誌）
- □ 整形外科最小侵襲手術ジャーナル（季刊誌）
- □ Monthly Book Medical Rehabilitation（月刊誌）
- □ Monthly Book ENTONI（月刊誌）
- □ PEPARS（月刊誌）
- □ Monthly Book OCULISTA（月刊誌）

FAX 03-5689-8030
全日本病院出版会行

Monthly Book ENTONI バックナンバー

No.218 編集企画／守本倫子
耳鼻咽喉科における新生児・乳幼児・小児への投薬
—update— 増刊号 5,400円＋税

No.223 編集企画／坂田俊文
みみ・はな・のど診断 これだけは行ってほしい
決め手の検査 増大号 4,800円＋税

No.231 編集企画／松原 篤
耳鼻咽喉科医が頻用する内服・外用薬
—選び方・上手な使い方— 増刊号 5,400円＋税

No.233 編集企画／内田育恵
耳鼻咽喉科と認知症

No.234 編集企画／山中敏彰
メニエール病—押さえておきたい診断・治療のコツ—

No.235 編集企画／岩井 大
“みみ・はな”私のday & short stay surgery
—適応と限界—

No.236 編集企画／市川銀一郎
早わかり！耳鼻咽喉科診療ガイドライン，手引き・マニュアル
—私の活用法— 増大号 4,800円＋税

No.237 編集企画／和田弘太
耳鼻咽喉科外来でみる小児アレルギー疾患

No.238 編集企画／梅野博仁
咽喉頭逆流症—診断・治療のポイント—

No.239 編集企画／堤 剛
耳鼻咽喉科領域の痛みのすべて—訴えにどう対応するか—

No.240 編集企画／鈴木賢二
知っておくべき耳鼻咽喉科領域における医薬品副作用

No.241 編集企画／竹野幸夫
“はなづまり”を診る

No.242 編集企画／鈴木光也
小児のみみ・はな・のど救急対応—治療と投薬—

No.243 編集企画／大谷真喜子
耳鼻咽喉科医に必要なスポーツ診療の知識

No.244 編集企画／羽藤直人
耳鼻咽喉科の問診のポイント
—どこまで診断に近づけるか— 増刊号 5,400円＋税

No.245 編集企画／本間明宏
私の新しい耳鼻咽喉科診療スタンダード
—10〜20年前とどう変わったか—

No.246 編集企画／志賀清人
頭頸部癌免疫療法の最前線

No.247 編集企画／池園哲郎
耳鼻咽喉科診療の新しいテクノロジー

No.248 編集企画／神田幸彦
補聴器・人工中耳・人工内耳・軟骨伝導補聴器
—聞こえを取り戻す方法の比較—

No.249 編集企画／將積日出夫
エキスパートから学ぶめまい診療
増大号 4,800円＋税

No.250 編集企画／藤枝重治
詳しく知りたい！舌下免疫療法

No.251 編集企画／三輪高喜
味覚・嗅覚の診療 update

No.252 編集企画／原 浩貴
高齢者の誤嚥をみたらどうするか

No.253 編集企画／小林一女
聴覚検査のポイント—早期発見と適切な指導—

No.254 編集企画／白崎英明
口腔アレルギー症候群—診断と治療—

No.255 編集企画／山田武千代
患者満足度up！
耳鼻咽喉科の適切なインフォームド・コンセント

No.256 編集企画／岩﨑真一
めまい・ふらつき—QOL向上をめざした診療—

No.257 編集企画／市村恵一
みみ・はな・のどの外来診療 update
—知っておきたい達人のコツ26— 増刊号 5,400円＋税

No.258 編集企画／佐野 肇
耳鳴・難聴への効果的アプローチ

No.259 編集企画／岩井 大
“口腔咽頭・頸部”私のday & short stay surgery
—コツと経験—

No.260 編集企画／岡野光博
高齢者の鼻疾患

No.261 編集企画／小川 洋
先天性サイトメガロウイルス感染症と難聴
—診断・予防・治療—

No.262 編集企画／中田誠一
ここが知りたい！ CPAP療法

No.263 編集企画／小林俊光
エキスパートから学ぶ最新の耳管診療
増大号 4,800円＋税

No.264 編集企画／須納瀬 弘
耳鼻咽喉科外来処置での局所麻酔

No.265 編集企画／中川尚志
耳鼻咽喉科疾患とバリアフリー

No.266 編集企画／室野重之
知っておきたいみみ・はな・のどの感染症
—診断・治療の実際—

No.267 編集企画／角南貴司子
“めまい”を訴える患者の診かた

No.268 編集企画／野中 学
頭痛を診る—耳鼻いんこう科外来でのpitfall—

No.269 編集企画／鈴木幹男
耳鼻咽喉科頭頸部外科手術の危険部位と合併症
—その対策と治療—

No.270 編集企画／櫻井大樹
耳鼻咽喉科医が知っておきたい薬の知識
—私はこう使う— 増刊号 5,400円＋税

No.271 編集企画／伊藤真人
子どもの難聴を見逃さない！

No.272 編集企画／朝蔭孝宏
高齢者の頭頸部癌治療
—ポイントと治療後のフォローアップ—

No.273 編集企画／吉川 衛
Step up！ 鼻の内視鏡手術—コツとpitfall—

No.274 編集企画／平野 滋
みみ・はな・のど アンチエイジング

No.275 編集企画／欠畑誠治
経外耳道的内視鏡下耳科手術(TEES)

No.276 編集企画／吉崎智一
耳鼻咽喉科頭頸部外科 見逃してはいけないこの疾患
増大号 4,800円＋税

通常号⇒ 本体2,500円+税
※その他のバックナンバー，各目次等の詳しい内容はHP（www.zenniti.com）をご覧下さい.

次号予告

耳鼻咽喉科領域におけるコロナ後遺症
—どう診る，どう治す—

No. 278（2022 年 12 月号）
編集企画／東京都立荏原病院医長　木村百合香

掲載広告一覧

No. 277　編集企画：
折田頼尚　熊本大学教授

Monthly Book ENTONI　No. 277

2022 年 11 月 15 日発行（毎月 1 回 15 日発行）
定価は表紙に表示してあります.
Printed in Japan

発行者　末　定　広　光
発行所　株式会社　全日本病院出版会
〒 113-0033 東京都文京区本郷 3 丁目 16 番 4 号 7 階
電話（03）5689-5989　Fax（03）5689-8030
郵便振替口座 00160-9-58753

印刷・製本　三報社印刷株式会社　電話（03）3637-0005
広告取扱店　㈾日本医学広告社　電話（03）5226-2791